体・心・脳が育つ！「成長食」

身長先生式

子どもの身長が伸びる食事のルール30

東京神田整形外科
クリニック院長
田邊 雄

Gakken

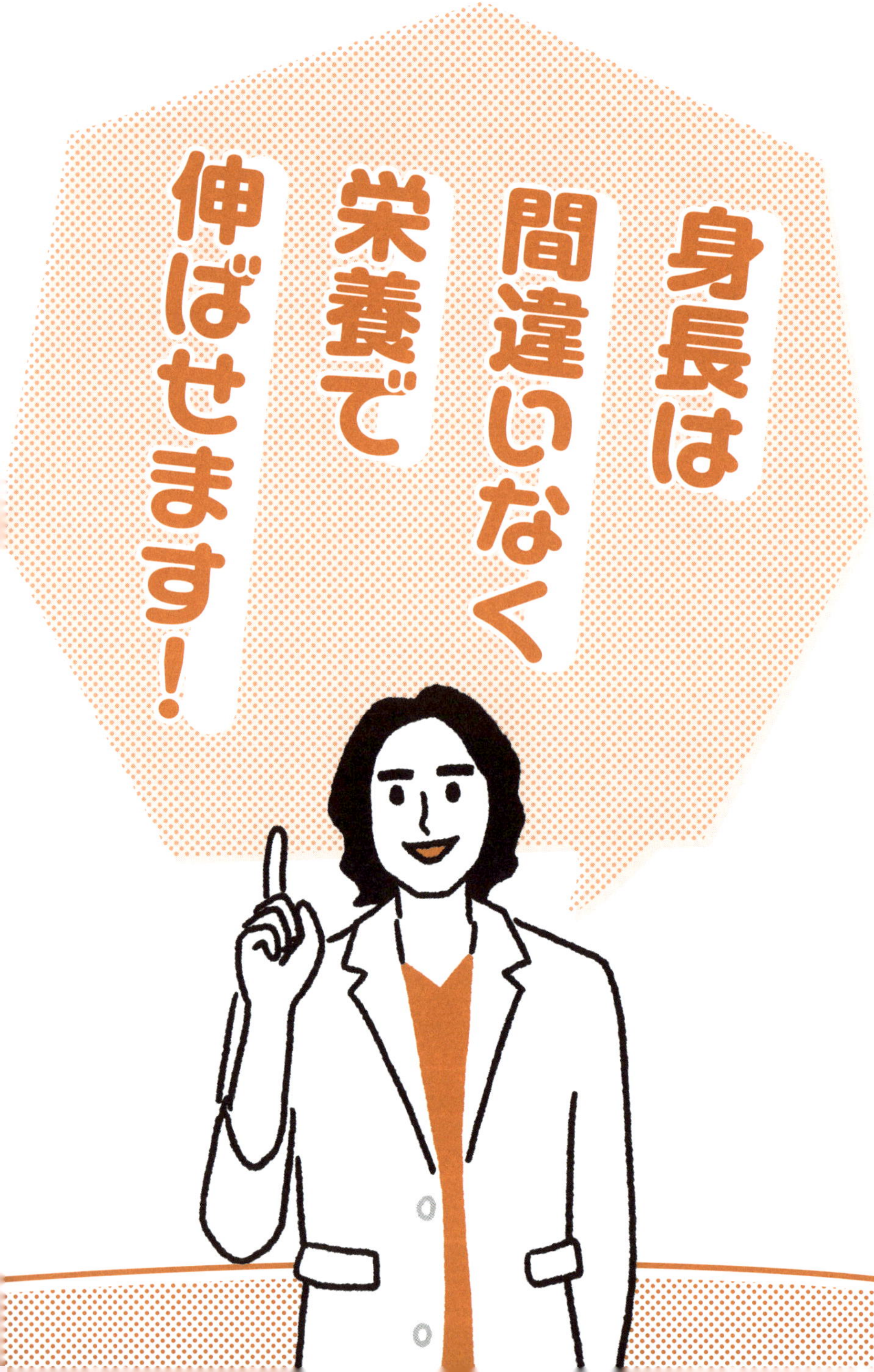
身長は
間違いなく
栄養で
伸ばせます！

父母ともに身長が低いのですが
子どもの身長は高くなりますか？

スポーツ選手が目標だから、なんとしても大きくなりたい

今、中学3年生
もう手遅れでしょうか？

周囲の子たちに比べて
成長が遅くて心配です

身長を伸ばしたいけれど
何をすればいいか、よくわからない……

そんな悩みがあっても大丈夫！

ぜひ、この本を
活用してください

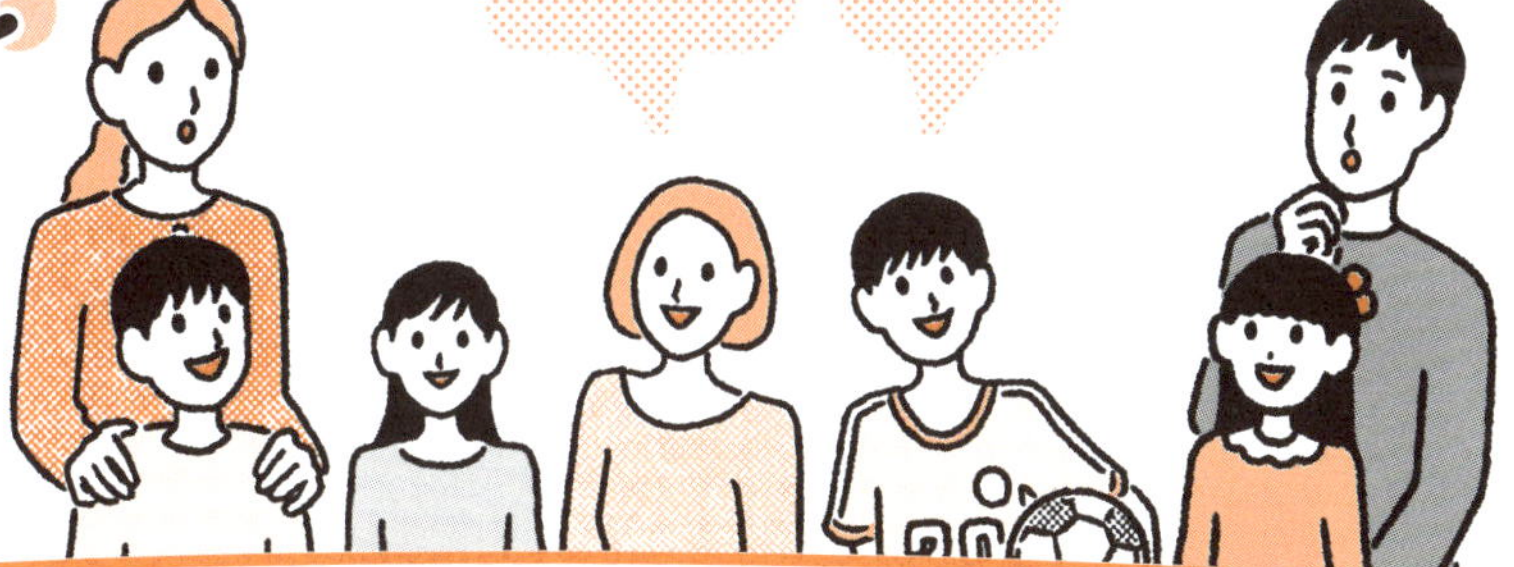

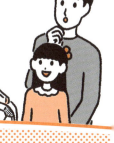

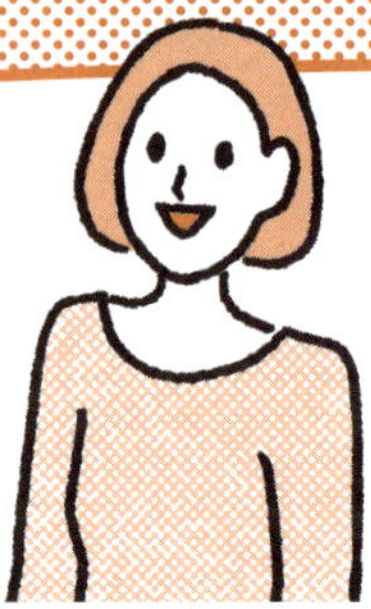

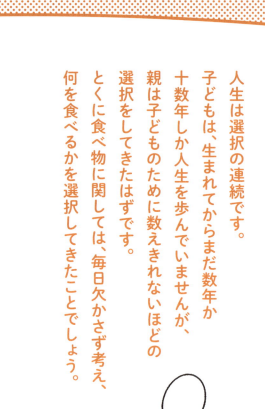

人生は選択の連続です。
子どもは、生まれてからまだ数年か
十数年しか人生を歩んでいませんが、
親は子どものために数えきれないほどの
選択をしてきたはずです。
とくに食べ物に関しては、毎日欠かさず考え、
何を食べるかを選択してきたことでしょう。

離乳食はいつから始める？
今日はどんな食べ物にチャレンジする？
苦手な野菜をハンバーグに加えてみよう。
時間がない！
今日はお弁当を買って帰ろう。

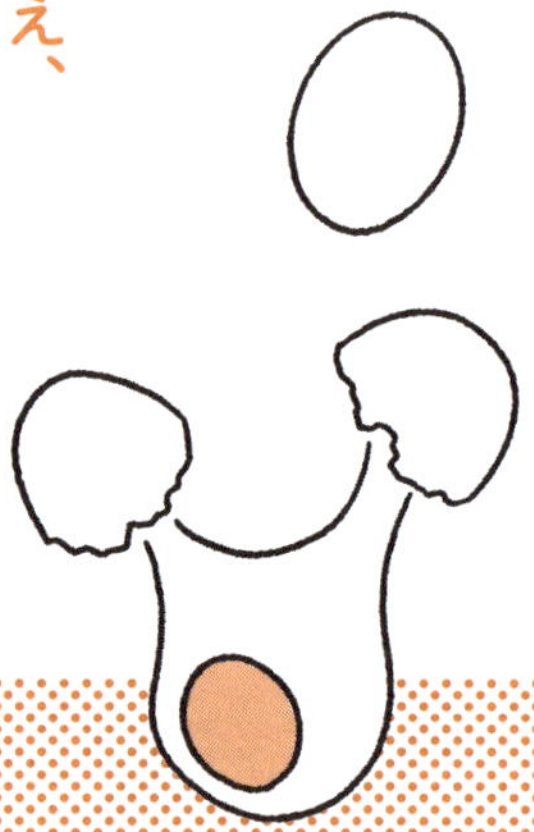

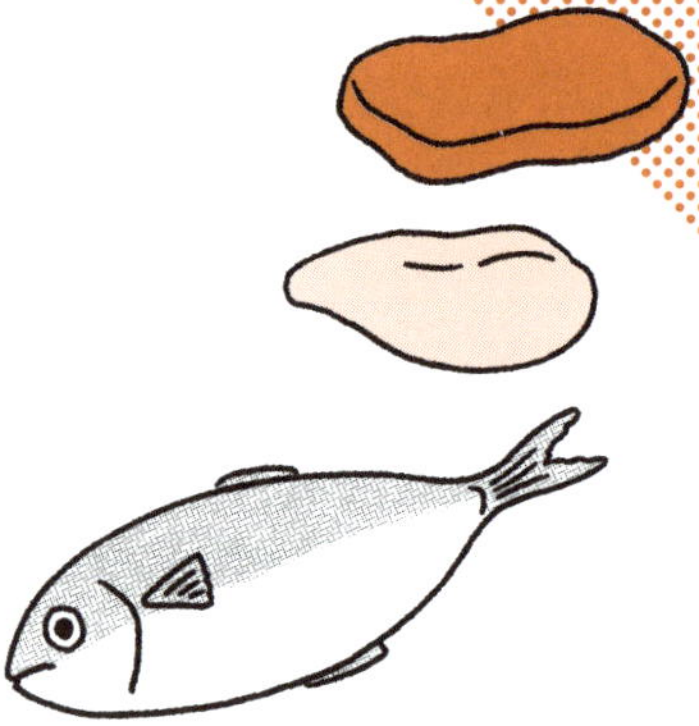

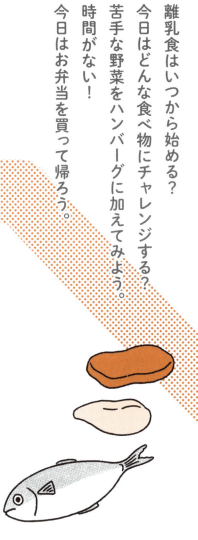

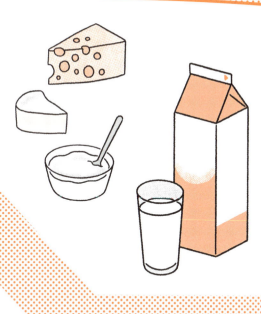

元気に育ってくれればそれでいい。
身長は高くても低くてもいい。
だって、身長は遺伝でしょ？
そう考えるのも間違いではありませんが、
正しいとも言いきれません。

細かなことだと
思われるかもしれませんが、
こうした日々の食事のすべてが
子どもの成長につながっています。

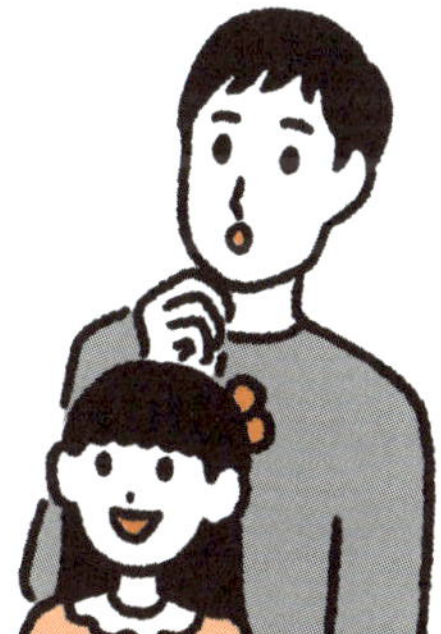

身長は遺伝だけでは決まらない。
このことは、
最新の研究でもわかってきています。
そして、身長は栄養で伸びる。
このことも数々の研究で判明しています。

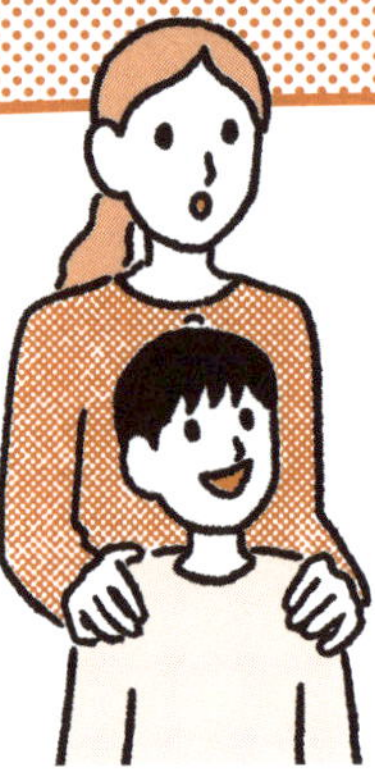

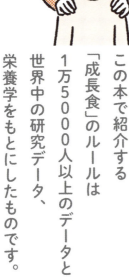

この本で紹介する
「成長食」のルールは
1万5000人以上のデータと
世界中の研究データ、
栄養学をもとにしたものです。

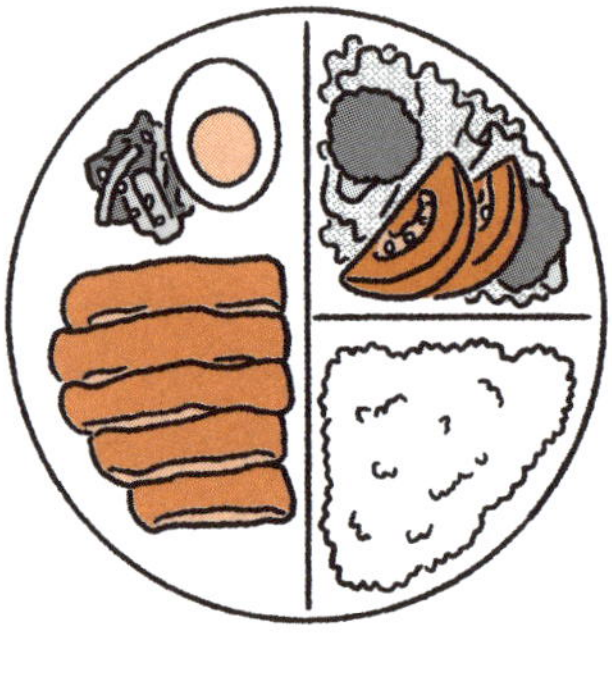

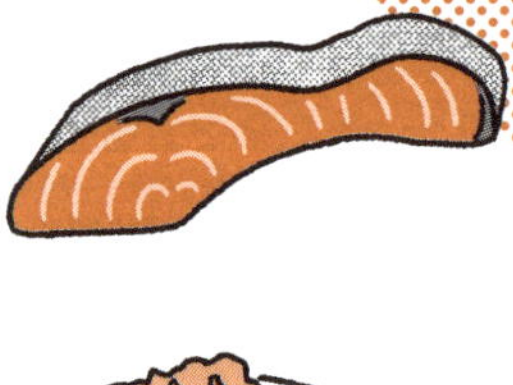

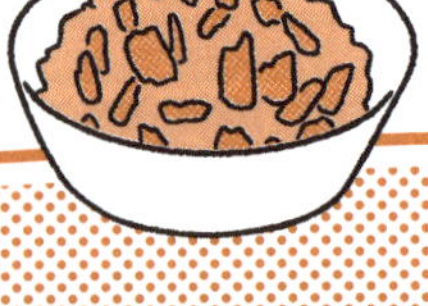

日々の食事の選択に、
正しい知識と成長食のルールをプラスするだけで
子どもの身長は間違いなく伸びるのです。
だからぜひ、子どもの人生に
「身長を伸ばす」という選択肢を
加えてあげてください。

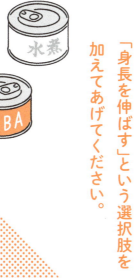

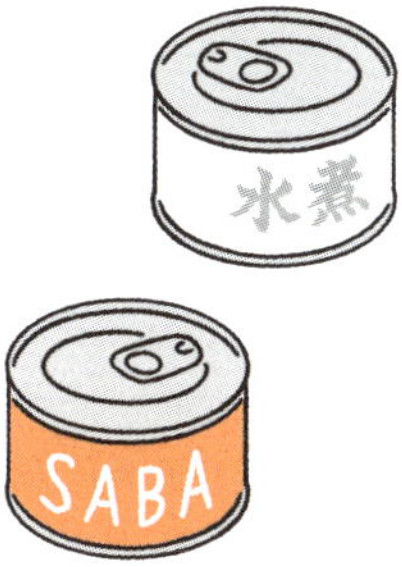

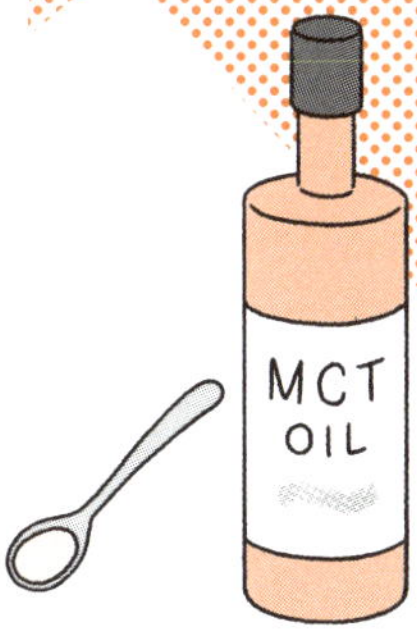

身長を伸ばすための食事は、
体・心・脳が元気に育つ食事です。
子どもの将来の健康にも役立つ
最高のプレゼントになるでしょう。

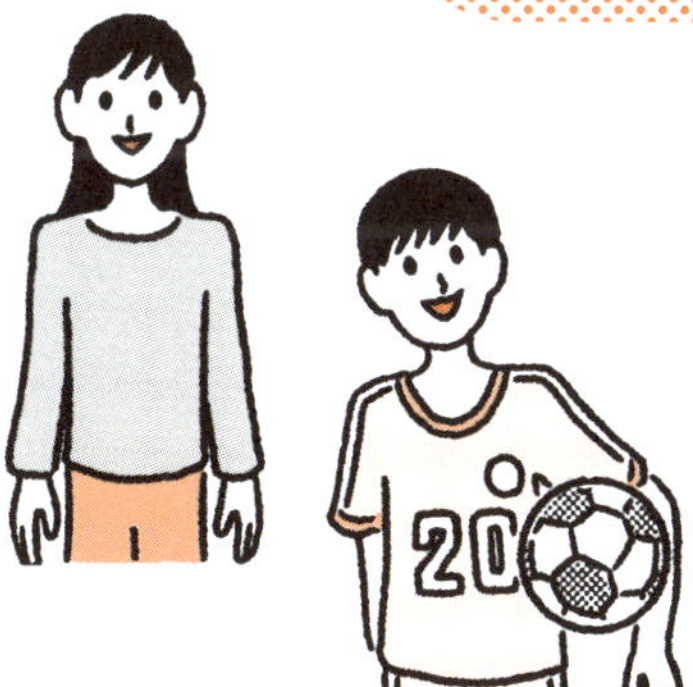

目次

Part 1

子どもの成長のために知っておきたい7つの真実

Part 2

体・心・脳が育つ「成長食」30のルール

はじめに知っておいてほしいこと

「成長食」とは？

成長食は、
大人の健康管理のための
食事とは異なります。
子どもの成長に
必要な栄養素を十分摂り、
肥満ややせを防ぎながら
健康的に身長を伸ばし、
体・心・脳を育てるのが、
成長食の
基本的な考え方です。

栄養成分値について

食材、料理、レシピの栄養成分値は、文部科学省の「日本食品標準成分表(八訂) 増補2023年」をもとに算出した目安です。使う食材・調味料等によって異なります。

レシピについて

- 分量はつくりやすい目安の量を各レシピに記載しています。レシピの1人分は10歳男子(身体活動レベルII　21ページ参照)を目安にしています。子どもの年齢、体格、運動量などに合わせて、食べる量を調整してください。
- 小さじ1＝5mL、大さじ1＝15mL、1カップ＝200mLです。
- 塩ひとつまみは、親指、人差し指、中指でつまんだ量です。
- オリーブオイルはエクストラバージンオリーブオイルを使用しています。
- バターは有塩バターを使用しています。
- 酒を使用する場合は、十分に加熱してアルコールを飛ばしてください。

電子レンジ調理について

- 電子レンジ調理では加熱時間が短縮され、熱による栄養素の損失を減らすことができます。また、ゆでるなどの調理と比較すると、水溶性の栄養素の流出を抑えることができます。
- 加熱時間は600wを基準にしています。機種によって加熱時間に差が出るので、様子を見て加熱時間を調整してください。
- 必ずレンジ加熱に対応した耐熱容器や袋を使用してください。

本書について

- 本書で紹介している食事を実践するにあたり、特に持病のある方、病気や怪我を治療中の方、食物アレルギーのある方、医師から食事や運動について指導を受けている方は、事前に医師の判断を仰いでください。
- 本書の内容がすべての人に同じように当てはまるわけではないこと、効果の表れ方にも個人差があることをあらかじめご了承ください。

Part 1

子どもの成長のために知っておきたい7つの真実

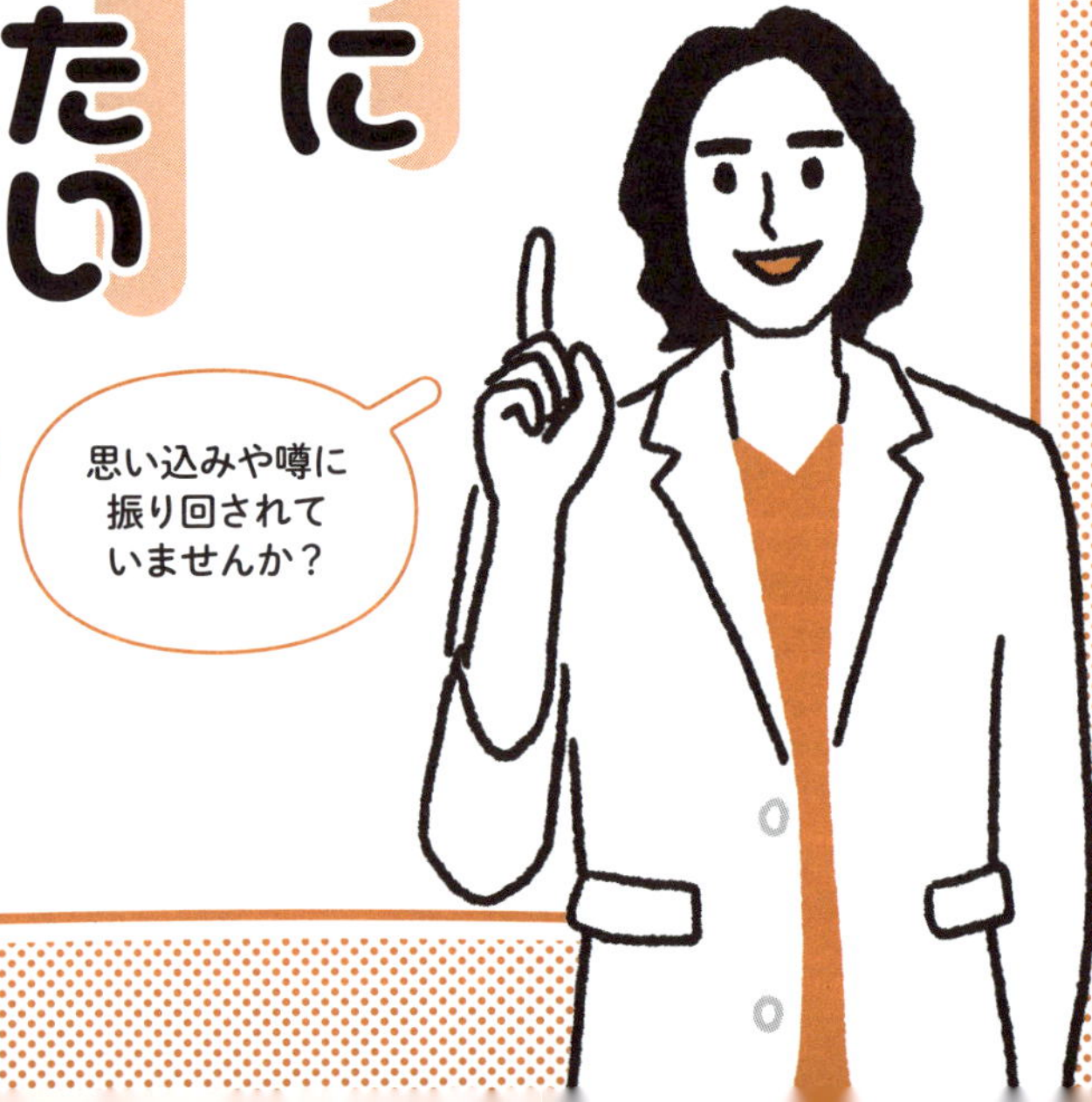

お父さんやお母さんより背が高くなれますか？

朝ごはん、ちゃんと食べなきゃダメ？

子どものうちは、やせていても太っていても問題ないでしょうか？

身長が伸びる食事ってどんな食事ですか？

がんばって食べれば、身長は伸びるの？

うちの子の栄養、足りてるのかしら……？

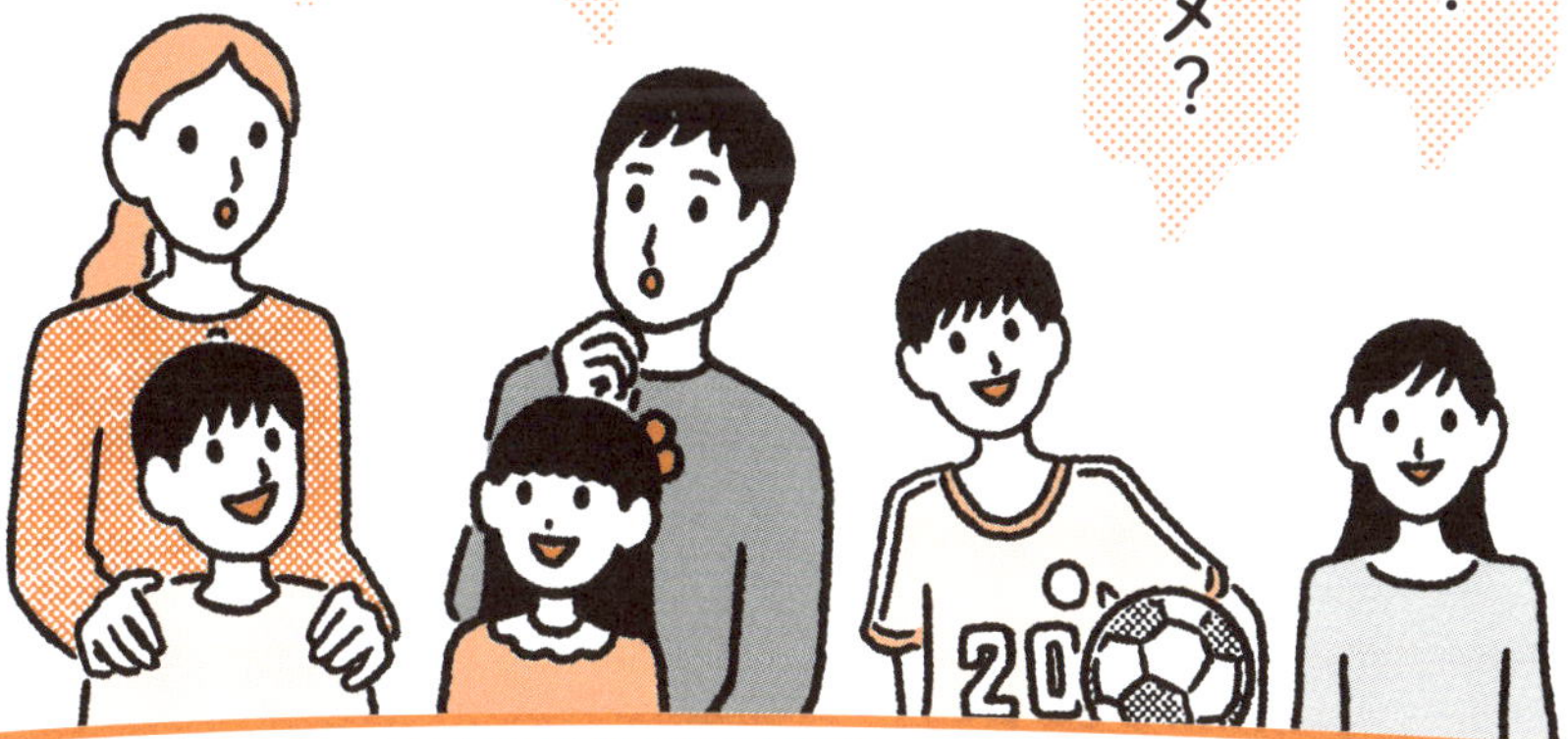

知っておきたい真実 1

身長は遺伝だけでは決まらない！

間違いなく、栄養で身長は伸びます

「身長は遺伝で決まるから」と思ってあきらめていませんか？ それが本当なら、日本人の平均身長はいつの時代も大きくは変わらないはずです。しかし、時代を遡《さかのぼ》ってみると日本人の平均身長は大きく変化しています。

縄文時代の男性の平均身長は約１６０㎝、現代の男性は約１７０㎝。縄文時代と比べると、約10㎝も平均身長が高くなっています。

このような平均身長の変化の背景にあるのは、間違いなく栄養状態です。縄文時代に比べてその後の古墳時代のほうが約４㎝も背が高くなったのは、稲作が普及して食糧の供給が安定し

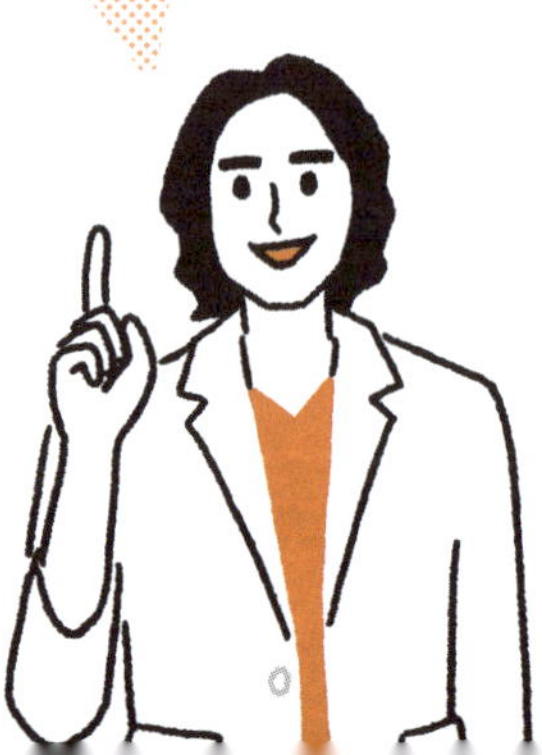

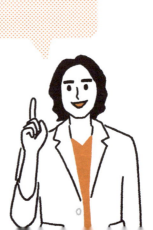

たからだと考えられています。

その後、仏教の影響で肉食を避ける時代が続き、さらに江戸時代には急激な人口増加、たびかさなる飢饉《ききん》の影響で栄養状況は悪化。古墳時代の平均身長を上回ることはありませんでした。日本人の平均身長が再び高くなりはじめたのは明治時代に入ってから。文明開化によって肉食が広まり、栄養状態が改善され、次第に平均身長が高くなっていったのです。

もうひとつ、お伝えしておきたいのが、**遺伝身長には大きな誤差がある**ということです。遺伝身長とは親の身長から導き出す子どもの最終身長の予想値です。

男子の場合：遺伝身長＝（父親の身長＋母親の身長＋13）÷2　±9㎝

女子の場合：遺伝身長＝（父親の身長＋母親の身長−13）÷2　±8㎝

（現・浜松医科大学特命研究教授の緒方勤先生が2007年に発表した計算式）

たとえば、父親が170㎝、母親が155㎝なら、男子の場合は（170＋155＋13）÷2＝169㎝　±9㎝の幅があるので、子どもの遺伝身長は160〜178㎝となります。男子の遺伝身長の振れ幅は18㎝で、高いほうに振れた場合、父親より8㎝高くなります。

もちろん、これはあくまで予想値ですから、このとおりになるとは限りません。栄養状態がよければさらに高いほうに振れ、遺伝身長より高くなる可能性もあるのです。

だから、断言します。「**身長は遺伝だけでは決まらない**」。栄養状態をよくすることで、身長を伸ばすことはできます。

知っておきたい真実 2

子どもの栄養状態を把握できている親は、ほぼ0％

食べているのに栄養不足の子どもがとても多い！

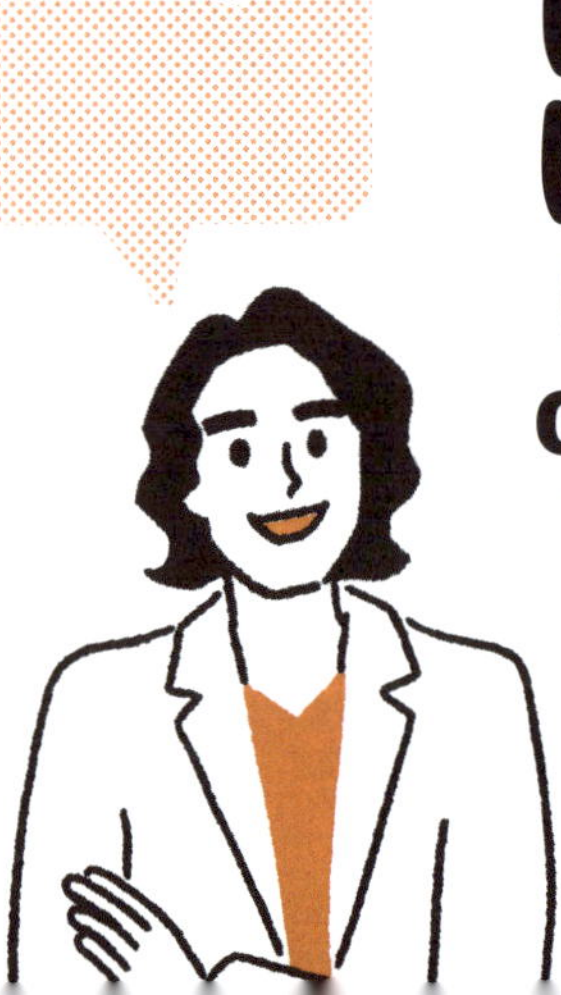

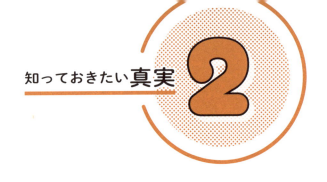

クリニックでたくさんの親御さんとお話をしてきたなかで感じているのは、みなさん子どもの身長を伸ばすことに対して熱心に取り組む気持ちがあるにもかかわらず、子どもの栄養状態を把握できている親は、ほとんどいないということです。

「お子さんは昨日、何キロカロリー摂取しましたか？」

「お子さんの体脂肪率は？」

「たんぱく質の摂取量は？」

という問いに答えられる親は、ほぼゼロです。

そんな状態でも、「我が子はしっかり栄養が摂れている」と言いきれますか？

「それなりに食べているし、栄養は足りているはず」と思っていたとしても、実際は栄養が足りていないケースが珍しくありません。

それが、近年耳にすることが増えた「新型栄養失調」です。

新型栄養失調とは、栄養バランスの乱れが原因で起こる栄養失調で、さまざまなケースがあります。

摂取エネルギー（カロリー）は足りているのに、たんぱく質、ビタミン、ミネラルなどが不足しているケースもあれば、たんぱく質、ビタミン、ミネラルなどの栄養素に加えてエネルギー自体が足りていないケースもあります。

エネルギー不足、栄養不足で身長が伸びにくくなることはわかっていますので、このような状況は避けなければいけません。

子どもの場合、特に学校給食がない日になると栄養バランスの乱れが起こりやすいことがわかっています。厳しい言い方になりますが**「家庭での食事が、子どもの身長の伸びを妨げている可能性がある」**ということです。

「子どもの成長期」という限られた期間にベストを尽くすためには、**子どもの栄養状態を把握することが親の最重要課題**です。まずはそのことを頭に入れておきましょう。

知っておきたい真実 3

子どもは8歳の時点で大人の女性と同程度のエネルギーが必要

成長期の子どもは想像以上のエネルギーを必要としています！

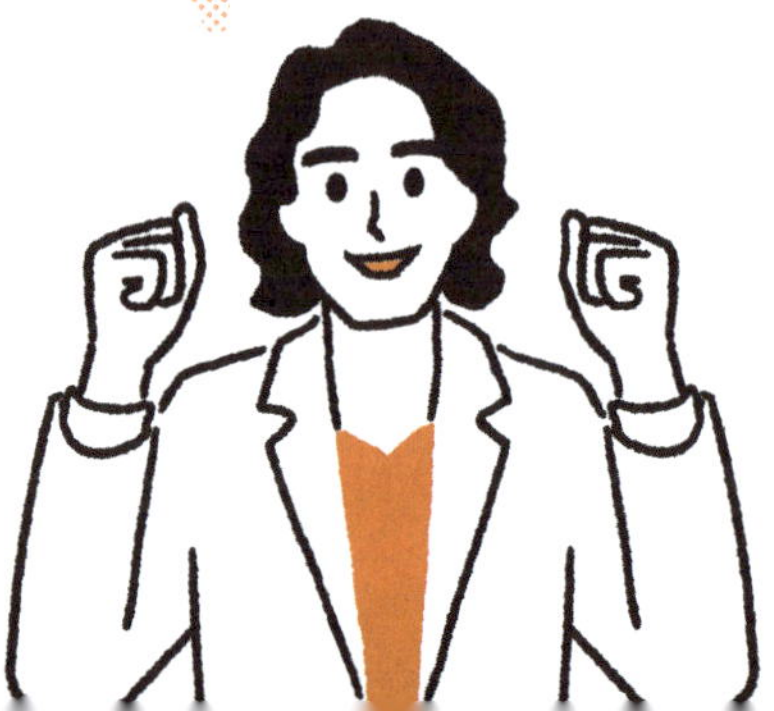

前の項でお伝えしたように、家庭での食事のせいで子どもがエネルギー不足、栄養不足になってしまうことは、なんとしても避けなければいけません。

知っておいていただきたいのが、**子どもは大人が思う以上にエネルギーを必要としている**ということです。

厚生労働省による2020年版「日本人の食事摂取基準」（左記表参照）では、1日あたりの

子どもが必要とするエネルギー量をチェック

推定エネルギー必要量(kcal /日)

性別	男性			女性		
身体活動レベル	I	II	III	I	II	III
0～5(月)	–	550	–	–	500	–
6～8(月)	–	650	–	–	600	–
9～11(月)	–	700	–	–	650	–
1～2(歳)	–	950	–	–	900	–
3～5(歳)	–	1,300	–	–	1,250	–
6～7(歳)	1,350	1,550	1,750	1,250	1,450	1,650
8～9(歳)	1,600	1,850	2,100	1,500	1,700	1,900
10～11(歳)	1,950	2,250	2,500	1,850	2,100	2,350
12～14(歳)	2,300	2,600	2,900	2,150	2,400	2,700
15～17(歳)	2,500	2,800	3,150	2,050	2,300	2,550
18～29(歳)	2,300	2,650	3,050	1,700	2,000	2,300
30～49(歳)	2,300	2,700	3,050	1,750	2,050	2,350
50～64(歳)	2,200	2,600	2,950	1,650	1,950	2,250
65～74(歳)	2,050	2,400	2,750	1,550	1,850	2,100
75以上(歳)	1,800	2,100	–	1,400	1,650	–

身体活動レベルは、6歳以降は、身体活動レベルの 個人差を考慮するために、成人と同じ3区分とした。低い（生活の大部分が座位で静的な活動が中心の場合）、ふつう（座位中心の仕事だが、職場内での移動や立位での作業・接客等、通勤・買い物での歩行、家事、軽いスポーツ、のいずれかを含む場合）、高い（移動や立位の多い仕事への従事者、あるいは、スポーツ等余暇における活発な運動習慣を持っている場合）の3つのレベルとして、それぞれI、II、IIIで示した

推定エネルギー必要量は、8〜9歳男子が1600〜2100kcal、女子が1500〜1900kcal（運動量によって異なる）。20〜50代の女性が必要とするエネルギーは約2000kcalですから、8歳の時点ですでにお母さんと同じくらいの食事量が必要となるのです。

子どもが小学校の低学年の場合、**「まだ体も小さいから、食べる量は少なくていい」と思い込んでいませんか？**

たとえば、コンビニやスーパーで売っている「ミニ弁当」（約300〜400kcal）程度の量を1日に3食摂っていたとしても十分ではありません。小学生になったのに、学童に持っていく弁当箱が保育園のときのままなら、エネルギー不足の可能性が高いでしょう。また、朝食を食べない、またはトースト1枚ですませてしまう場合も、おそらくエネルギー不足です。

さらに、部活や習い事で**スポーツをしている場合は、必要なエネルギー量はぐんと増えます。**前ページの「日本人の食事摂取基準」では、運動量が多い場合は「身体活動レベルⅢ」となりますから、小学校高学年の男子は2500kcal、女子は2350kcal、中学生になると男子は2900kcal、女子は2700kcal、高校生になると男子は3150kcal、女子は2550kcalが必要となります。お母さんはもちろん、お父さんよりも多くのエネルギーが必要になるケースもあるのです。

もし、朝食抜きで朝練に参加していたり、部活で疲れて帰宅し、夕食を食べずに眠ってしまったりしているなら、確実にエネルギー不足。身長の伸びに悪影響があることは間違いありません。

ある10歳男子の1日の食事内容と摂取エネルギーの例を見てみましょう。

朝：トースト6枚切り1枚（149kcal）、目玉焼き&ウインナー2本（257kcal）、
　レタス&ミニトマトサラダ（51kcal）、ヨーグルト&いちごジャム（99kcal）＝556kcal

昼（給食）：ポークカレーライス（522kcal）、コールスローサラダ（128kcal）、
　牛乳（122kcal）＝772kcal

夜：ごはん200g（312kcal）、鶏の唐揚げ4個（461kcal）、
　キャベツサラダ（79kcal）、わかめの味噌汁（41kcal）＝893kcal

合計＝2221kcal

　昼食は学校給食摂取基準で定められているので、昼だけで1日の約1／3の栄養を摂取できますが、朝と夜は家庭で食べることになります。10歳男子の推定エネルギー必要量は2250kcalですから、1日3食、しっかり食べてギリギリ満たせるということです。**欠食や少食が続くと、エネルギー量が大幅に不足する**ことがわかるでしょう。

　子どもに必要な栄養は大人が思う以上に多い。このことを頭に入れて、一度、子どもの食事量を振り返ってみてください。

知っておきたい真実 4

肥満は身長の伸びを妨げるおそれあり！

肥満は早熟を招き、最終身長を低くする可能性があります

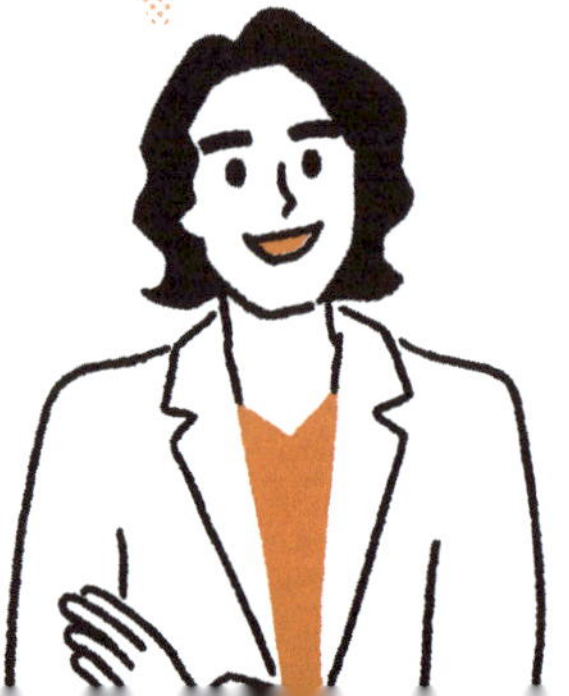

ここまでお伝えしたとおり、身長を伸ばすうえで、エネルギー不足、栄養不足は避けなければいけません。しかし、だからといって**やみくもに食事量を増やしたり、高カロリーのものばかりを食べたりするのもよくありません**。

その理由として知っておいていただきたいのが、肥満は身長の伸びを妨げるおそれがあるということです。

肥満と身長の関係を説明する前に、子どもの早熟・晩熟と身長の伸びの関係を見ておきましょう。

晩熟のほうが身長が伸びる！

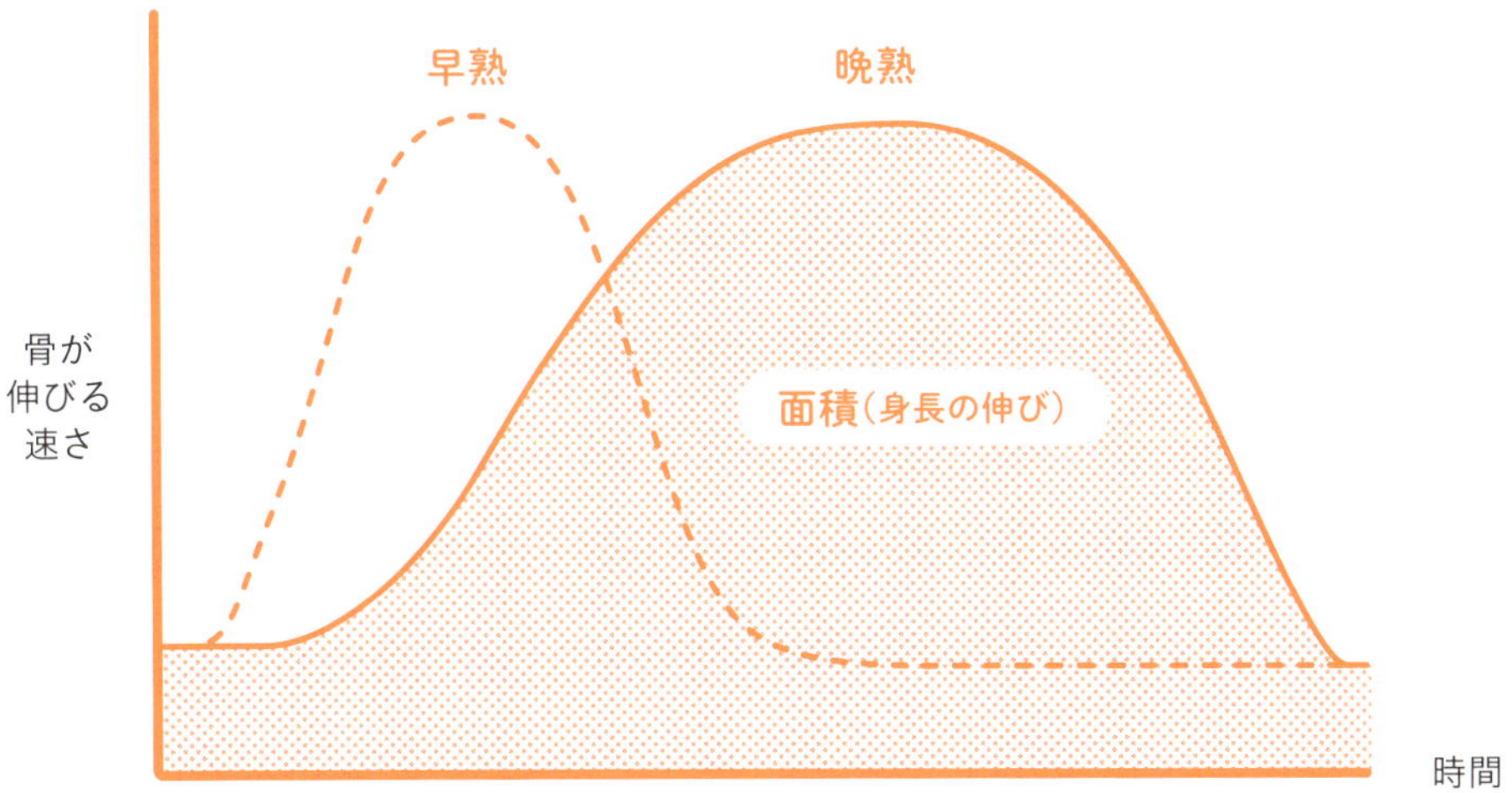

上のグラフは、1万5000人以上のデータをもとに私が作成したものです。縦軸は「骨が伸びる速さ」、横軸は「時間」、山の部分の面積は「身長の伸び」を表しています。

身長の伸び＝車の走行距離と考えるとイメージしやすいでしょう。「走っている速度×時間＝走行距離」ですから、これを身長に当てはめると「骨が伸びる速度×時間＝身長の伸び」となります。つまり、山の面積が大きいほど、身長が高くなるということです。

では、早熟と晩熟では、身長の伸び方がどのように違うのかを見てみましょう。

- **早熟の場合　山の面積が小さい＝身長の伸びが小さい**
- **晩熟の場合　山の面積が大きい＝身長の伸びが大きい**

早熟の場合、一気に骨の伸びが加速し、一気に減速し、身長の伸びが止まってしまいます。一方、晩熟の場合、骨の伸びはゆっくりと速度を上げ、ゆっくり減速していくため、身長が伸びる期間が長くなり、その結果、身長が高くなります。

身長を伸ばすためには、できるだけ早熟にならないようにしたほうがいいのは一目瞭然です。

思春期の時期は個人差がありますが、平均より2〜3年早く思春期が訪れると「思《し》春《しゅん》期《き》早《そう》発《はつ》症《しょう》」と診断されます。早い段階で身長が伸びたとしても、それ以降は成長がストップし、最終的には低身長の原因になることが知られています。

そうなると、「そもそも、**思春期の時期はコントロールできるのか？**」ということが気になりますよね。

そこで、注目したいのが早熟と肥満の関係です。中国で行われた5000人の女児を対象にした大規模研究によると、思春期早発症を発症した女児は、標準体重のグループよりも肥満体重のグループのほうが有意に多かったと報告されています。

男子についてはデータが不十分ということで、結果がまとめられていませんが、少なくとも、女子に関しては、肥満が早熟を招いたことは明らかです。

つまり、**肥満が早熟を招き、早熟は身長を伸ばす期間を短くしてしまう可能性があり、最終身長が低くなる可能性がある。**可能性がある限り、男女問わず、肥満にならない食事を心がけることが大切です。

次ページでは、子どもの肥満度を知るための計算式を紹介しますので、1週間に1回くらいのペースで、肥満度チェックを行ってください。「毎週日曜日、起床時に計測する」など、習慣化すれば案外楽にチェックを続けられるでしょう。

子どもの肥満度をチェック

乳幼児期(～5歳)

カウプ指数　体重kg÷身長cm÷身長cm×10000

例：体重20kg、身長105cmの場合
20（kg）÷105（cm）÷105（cm）×10000 ＝18.1（判定＝肥満気味）

〈 判定 〉

13未満	13～15未満	15～18未満	18～20未満	20以上
やせ	やせ気味	ふつう	肥満気味	肥満

小学生～中学生

ローレル指数　体重kg÷身長m÷身長m÷身長m×10

例：体重40kg、身長145cmの場合
40（kg）÷1.45（m）÷1.45（m）÷1.45（m）×10 ＝131.2（判定＝ふつう）

〈 判定 〉

100未満	100～115未満	115～145未満	145～160未満	160以上
やせ	やせ気味	ふつう	肥満気味	肥満

高校生以上

BMI　体重kg÷身長m÷身長m

例：体重50kg、身長165cmの場合
50（kg）÷1.65（m）÷1.65（m）＝18.4　（判定＝やせ）

〈 判定 〉

18.5未満	18.5～25未満	25～30未満	30～35未満	35～40未満	40以上
やせ	ふつう	肥満(1度)	肥満(2度)	肥満(3度)	肥満(4度)

※日本肥満学会の判定基準

知っておきたい真実 5

身長は子どものうちにしか手に入らない

後悔先に立たず。今すぐ身長を伸ばす食事を始めましょう

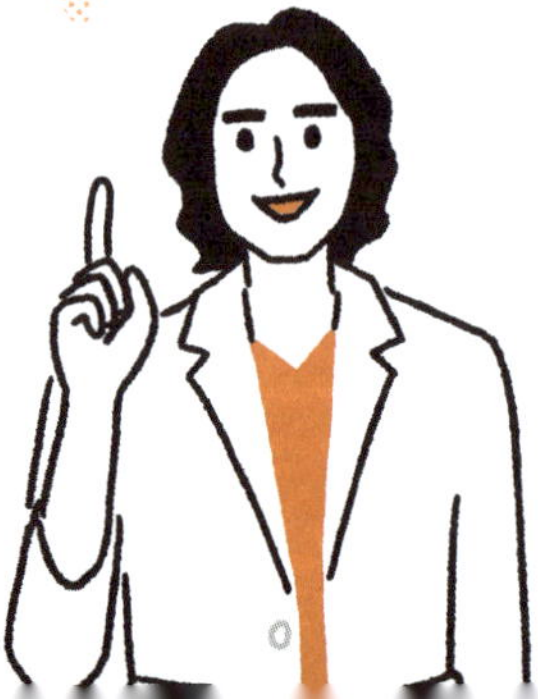

みなさん実感されていると思いますが、子どもの成長は本当にあっというまです。生まれて数カ月で離乳食を食べはじめ、1歳を過ぎたころには離乳食を卒業、1人でごはんを食べるようになり、数年もすれば思春期を迎え、さらに数年で大人へと成長します。

思春期が始まるときの身長が最終身長に影響するため、それまでに身長を伸ばしておかなければいけません。思春期は第二次性徴期と呼ばれ、人生の中で最も身長が伸びるタイミングのひとつ。たった数年しかないこの時期は、身長を伸ばすラストチャンスなのです。

もちろん、個人差もありますから、皆が同じタイミング、同じ期間に身長が伸びるわけではありません。とはいえ、「人生100年時代」といわれる長い人生のなかでも、身長が伸びるのは子どものうちだけです。親も忙しく、あわただしく毎日が過ぎていくでしょう。

そのため、学校行事に参加した際に、自分の子どもが「同級生と比べて身長が低い」「思ったより身長が伸びていない」と気づき、そのとき初めて身長について悩みはじめるというケースが珍しくありません。

もちろん、高校を卒業してから伸びる子もいますから、思春期を過ぎてもあきらめずに取り組む価値はあります。しかし、最も身長が伸びる時期をみすみす逃すのは、とても残念でもったいないことです。

勉強もお金を稼ぐことも、大人になってからでも取り組むことができます。しかし、身長はそうはいきません。伸びる時期が過ぎた後では、もうがんばることすらできず、あのときこうしていれば……、と後悔することもあるのです。

だから、身長を伸ばすための食事に今すぐ取り組んでほしい！　心からそう思っています。

「**子どもが小さいうちから取り組むことで、早熟にならないでしょうか？**」と心配される親もいらっしゃいます。

でも、ご安心ください。本書で紹介する**身長を伸ばすための食事＝成長食は、早熟を促すものではありません。**むしろその逆です。早熟にならないように肥満を防ぎながら、必要なエネルギー、栄養素を十分に摂ることで、身長の伸びしろを最大限に引き出すことを目指すのです。

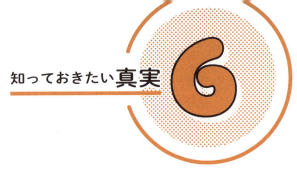

知っておきたい真実 6

小中高で食べる約1万3000食すべてが身長を伸ばすチャンス！

タイムリミットが近くても、1食1食の積み重ねで身長は伸びます

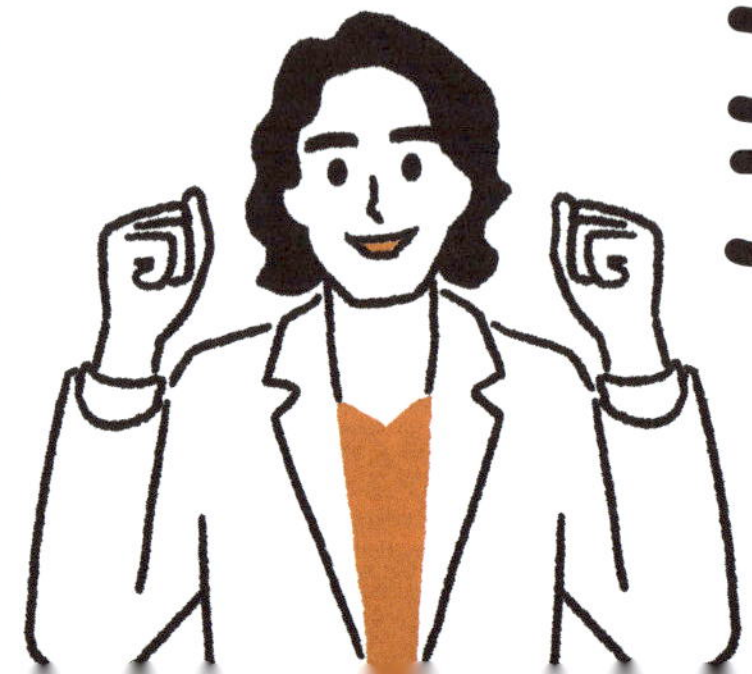

子どもの体は日々の積み重ねで成長していきます。食事に関していえば、**1食1食が身長を伸ばすチャンス**です。

生まれてから20歳までに食べる食事はどれくらいだと思いますか？

1日3食で単純計算すると約2万1900食。小学校1年生からスタートしたとして、高校卒業までの12年間で1万3000食以上。10歳から始めた場合は8000食以上。12歳から始めたとしても6000食以上もチャンスがあるのです。

少しスタートが遅れたとしてもまだまだチャンスはある！　1食1食のチャンスをものにし

ていくことこそ、身長を伸ばす最大の秘訣です。

このチャンスをものにする最重要ポイントは継続です。1万食分のチャンスがあっても、身長を伸ばすための食事を半分しか実践できなかったら、効果は半分になるどころか、半分以下になるかもしれません。食事は1食ずつ単体で成立しているわけではなく、積み重ねてこそ好循環が生まれ、身長を伸ばすことにつながるからです。

たとえば、漢字を練習帳に何度も書いて覚えるのも、英単語を1つずつ覚えていくのも、100メートル走の選手が1秒、0・1秒早く走るために努力を重ねるのも、サッカー選手がドリブルやシュート練習を欠かさないのも、すべては結果を出すための努力です。

身長も勉強やスポーツと同じで、努力によって伸ばすことができるのです。

身長は、健康な子どもであれば成長期を迎えると、放っておいてもある程度は伸びます。しかし、栄養状態によって差が出ることは数々の研究結果によってわかっています（その内容はPart2の各項目で紹介していきます）。

だから私は**成長期の食事はトレーニングのようなもの**だと考えています。たかが1㎝、たった1㎜と思ってなんとなく過ごすか、日々の食事で栄養をしっかり摂り、1㎝、1㎜を大事に積み重ねるかで、間違いなく結果は変わってくるでしょう。

もちろん、トレーニングといっても食事ですから、家族で大いに楽しんでください。食事の基本は家庭にあります。工夫をして、好き嫌いを克服できれば子どもの自信につながり、子どものころの食体験は大人になってからの健康のベースとなります。何より、**身長を伸ばすための食事には家族の協力が欠かせない**ということを、ぜひ心に留めておいてください。

知っておきたい真実 7

身長が伸びる食事は体・心・脳にもいい食事

続けることでよい食習慣が身につき、それは子どもの将来の健康につながります

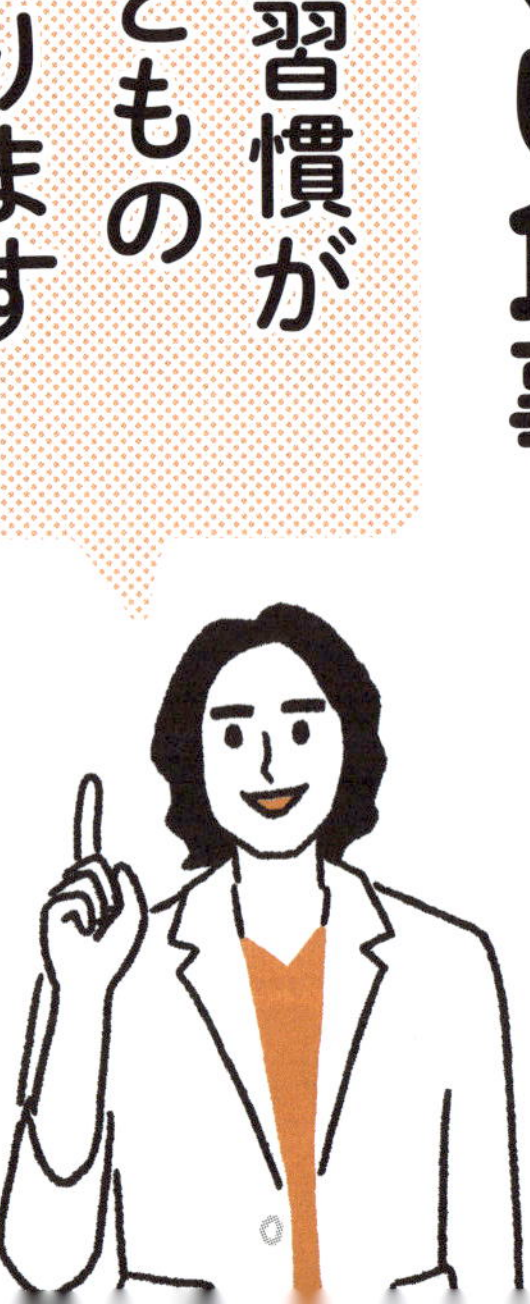

私は、子どもたちの身長を伸ばすことに全身全霊を注いでいます。今、この原稿を書いている最中も、身長を伸ばすための知識を世の中に発信できると思うとうれしくてたまりません。しかし、身長を伸ばすことだけが私の仕事だとは思っていません。ときとして「身長が低くてもなんの問題もない」と思うこともあります。というのも、私が願っているのは子どもたちの幸せであり、身長はその幸せの一要因にすぎないことも多いからです。

人は身長に関係なく幸せになれます。それでも、私は多くの子どもたちに身長を伸ばしてもらいたい、身長を伸ばす食事を実践していただきたいと願っています。

その理由は、身長を伸ばすための食事は、人生において大きな意味があると考えているからです。身長を伸ばす食事は、体・心・脳にもいい食事です。そうした食事を続けて身についた食習慣は、間違いなく子どもの財産になります。

いくつか具体的なお話をしましょう。

身長を伸ばす食事では、たんぱく質をしっかり摂るのがルール。人間の体のもとになるすべての細胞はたんぱく質でできていますから、不足は禁物。これは一生もののルールです。

骨の代謝にかかわる細胞が分泌《ぶんぴつ》するオステオカルシンは、コロンビア大学のジェラール・カーセンティ博士が2007年に発見した物質で、体のさまざまな組織に働きかけ、記憶力、筋力、免疫力などを高めることがわかってきています。

早熟対策のために体脂肪をコントロールする食習慣は、大人になってからの肥満、糖尿病、心疾患などの生活習慣病予防に役立つはずです。

もし、子どものころに食事のリズムが乱れていたり、栄養バランスの偏った食事が当たり前になっていたりしたら、大人になってからそれらを変えるのは大きな苦労を伴います。心身に不調が出てから改善しようと思っても、うまくいかない人がとても多い。これが現実です。

食事は一生続くものです。**身長を伸ばす食事には、心身の健康づくりに役立つ知識が詰まっています**。ぜひ、お子さんに栄養のことや体のことを楽しく話しながら実践してみてください。

子どものころに親から聞いた話を、子どもは親が思う以上に覚えているものです。

自分の体は自分が食べたものでできています。考え、理解して食べることができるようになれば、それこそが子どもの健康を支える最高の財産、そして幸せのもとになるでしょう。

Check!

今の子どもの状態をどれくらい把握していますか？

- □ 今の身長は？
- □ 今の体重は？
- □ 1年でどれくらい身長、体重が変化したか？
- □ 同年齢の中で身長は高い？　低い？
- □ 同年齢の中で太っている？　やせている？
- □ 太りやすい？　やせやすい？
- □ 朝昼夜、1日3食で何を食べたか知っている？
- □ 食べ物の好き嫌いを把握している？
- □ 夜何時に寝ている？
- □ よく眠れている？
- □ 間食はどんなものを食べている？
- □ 毎日お通じはある？
- □ 陰毛、脇毛は生えてきた？
- □ 女子の場合、胸はふくらんできた？
- □ 男子の場合、声変わりの気配は？
- □ ストレスや悩みを把握している？
- □ 子どもは、身長何cmになりたいと思っているか知っている？

チェックの結果はどうでしたか？　把握できていないことが多かったとしても、がっかりしないでください。クリニックを訪れる方々の多くも、最初は子どものことをほとんど把握できていません。子どものことは毎日見ていても、案外知らないことだらけなのです。しかし、目標を持ち、日々の食事や生活習慣を改善するうちに、自然と子どもの成長がよく見えてくるようになるでしょう。

家族で話し合って目標身長を決めましょう

何事も目標があってこそ、そこに向かって努力できるというものです。
身長においても目標設定はとても重要。
身長を伸ばすためにも家族で話し合って目標身長を決めましょう。

1. 今の身長は？　　年　月　日　cm
2. 親の身長は？　父：　cm ／ 母：　cm
3. 遺伝身長を計算してみましょう　cm

〈遺伝身長の計算式〉
男子の場合：遺伝身長＝（父親の身長+母親の身長+13）÷2　±9cm
女子の場合：遺伝身長＝（父親の身長+母親の身長-13）÷2　±8cm
（現・浜松医科大学特命研究教授の緒方勤先生が2007年に発表した計算式）

4. 理想の身長は？　cm
5. 現実的になれたらいいなと思う身長は？　cm
6. 何がなんでもなりたいと思う身長は？　cm

子どもの目標身長は　　　cmに決定！

目標身長について

子どもの意見も大事ですが、子どもはまだ将来のことを具体的にイメージすることができないケースが多いため、親の意見がとても重要となります。子どもの将来をイメージしながら一緒に考えてみてください。

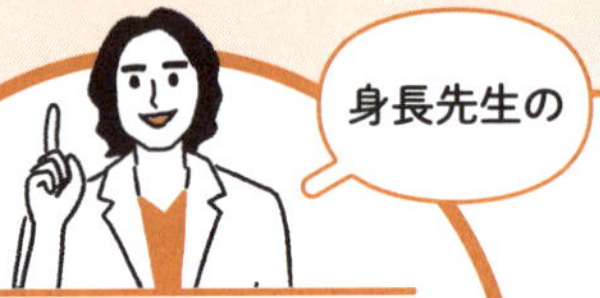

基礎講座 1

身長が伸びる仕組み

大事なのは 成長ホルモンと十分な栄養

子どもの身長を伸ばすためにはカルシウムが大事だと思う方が多いのではないでしょうか？　しかし、**身長を伸ばすのに必要なのはカルシウムだけではありません**。

成長期には脳の脳下垂体《のうかすいたい》という部分からたくさんの成長ホルモンが分泌されます。これは**「今、成長しなさい」という脳からの指令**。成長ホルモンは、その指令に従い、食事で取り入れた栄養を使って骨を伸ばします。必要な栄養素については、Part2でくわしく説明していきますが、骨を伸ばすためには、カルシウムだけではなく、たんぱく質、ビタミンD、亜鉛《あえん》、鉄といった多くの栄養素が必要となります。

つまり、身長を伸ばすためには、次の2つが重要です。

・脳から成長ホルモンが十分に分泌されること

・骨の成長に必要な栄養を十分に摂ること

睡眠をはじめとする生活のリズムが乱れて成長ホルモンが十分に分泌されなかったり、必要な栄養が不足したりするだけで、骨の成長は停滞し、身長が伸びにくくなる可能性があるのです。

成長ホルモンと栄養。この2つが連携して子どもの体は成長していくということを、まずは覚えておいてください。

こうして骨は伸びる！

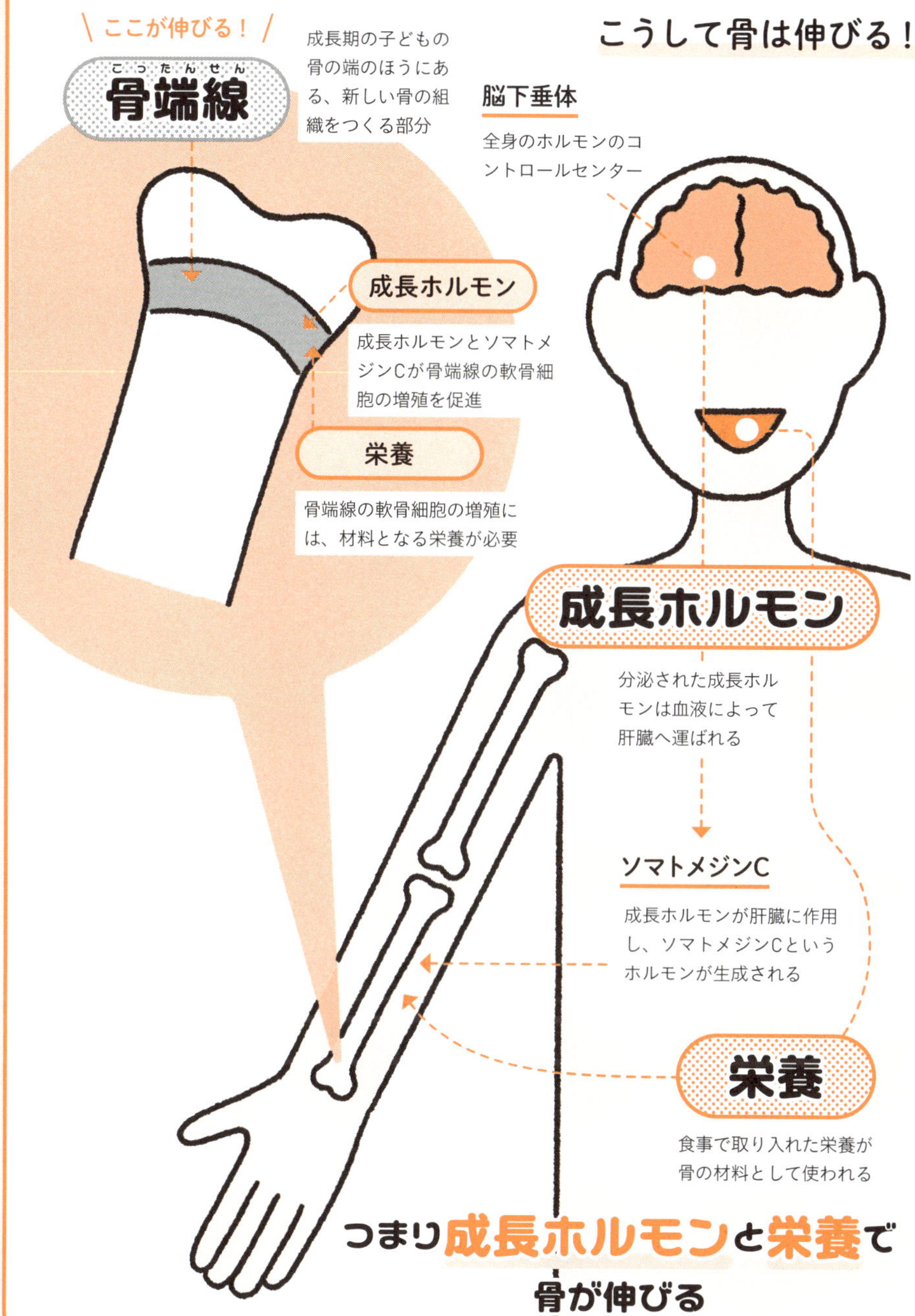

つまり成長ホルモンと栄養で骨が伸びる

Part 2

体・心・脳が育つ「成長食」30のルール

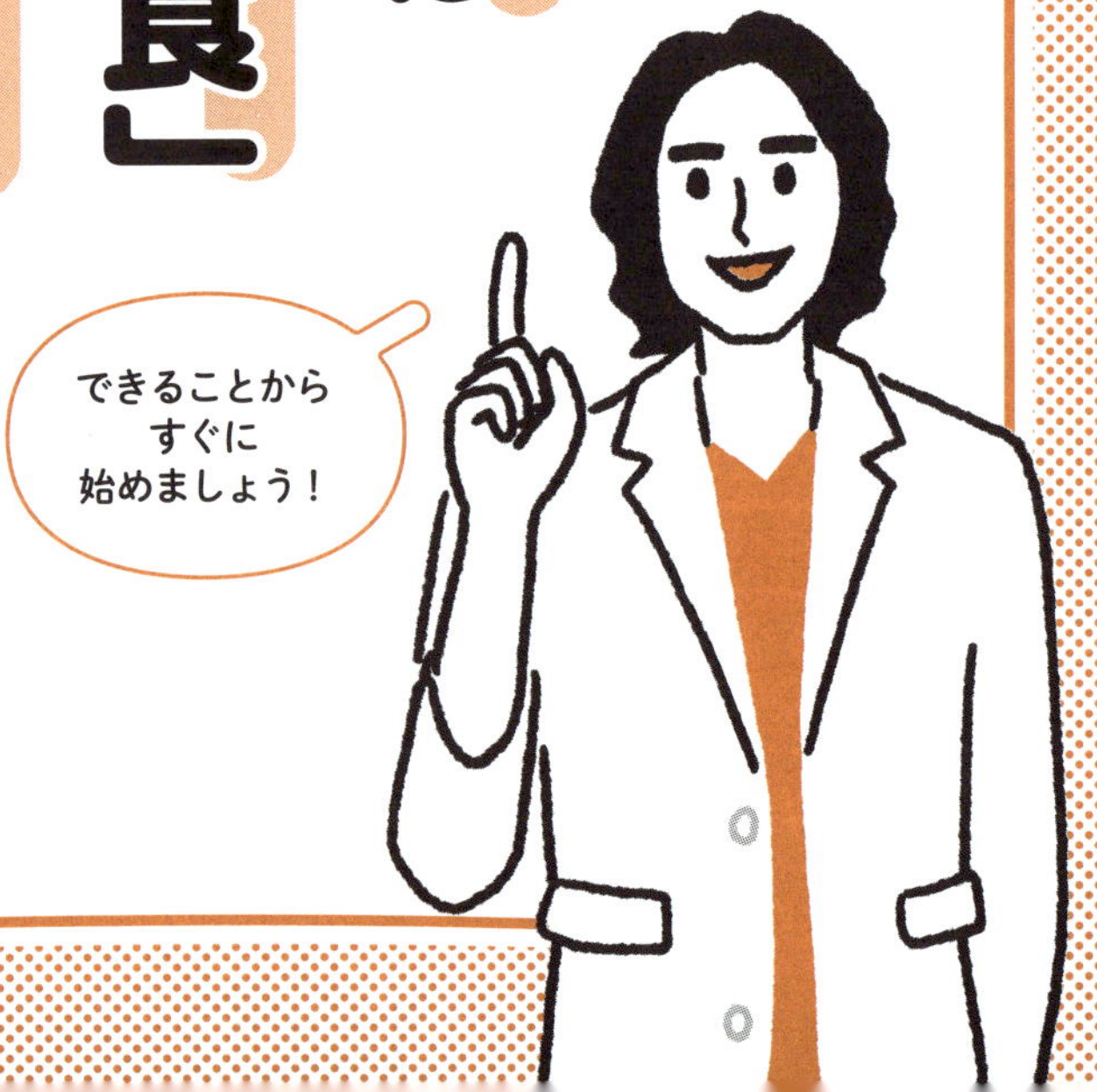

牛乳はたくさん飲んだほうがいい？

身長を伸ばすための、おすすめの肉は？

部活の前にお腹がすきます。
何か食べたほうがいいですか？

手軽で栄養をしっかり摂れる魚料理は？

好き嫌いを克服する方法を知りたい！

身長が伸びにくくなる食べ物ってあるの？

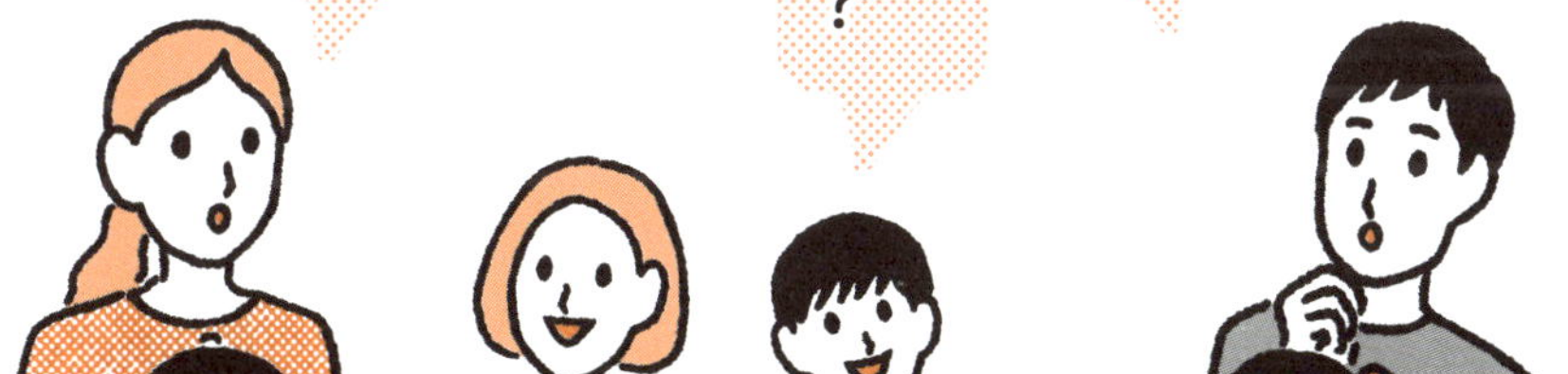

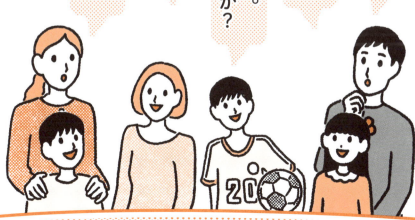

成長食の
ルール

01

牛乳を1日3杯飲む

たんぱく質、カルシウム、亜鉛を一度に補給！

牛乳の栄養ポイント

① 骨の材料となるたんぱく質＆カルシウムを含む

② 成長に欠かせない亜鉛を含む

③ エネルギー代謝を促すビタミンB群が豊富

④ 睡眠のリズムを整えるメラトニンの分泌にかかわるトリプトファンを含む

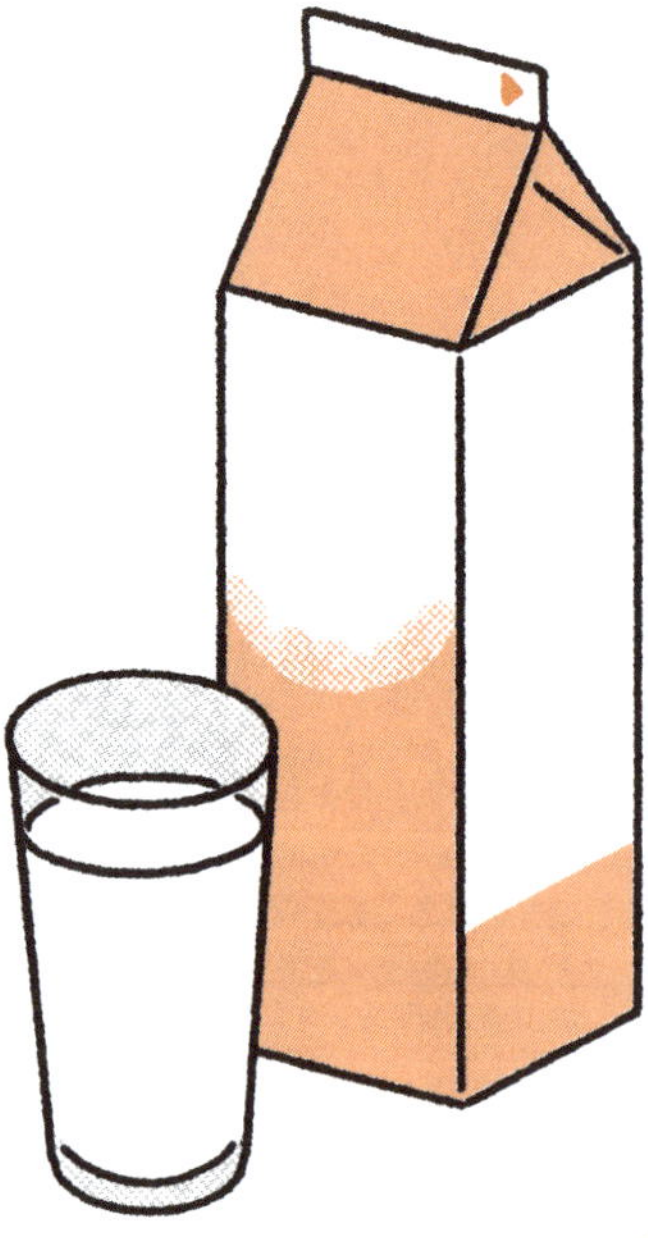

普通牛乳と低脂肪乳の栄養を比較（600mLの栄養価）

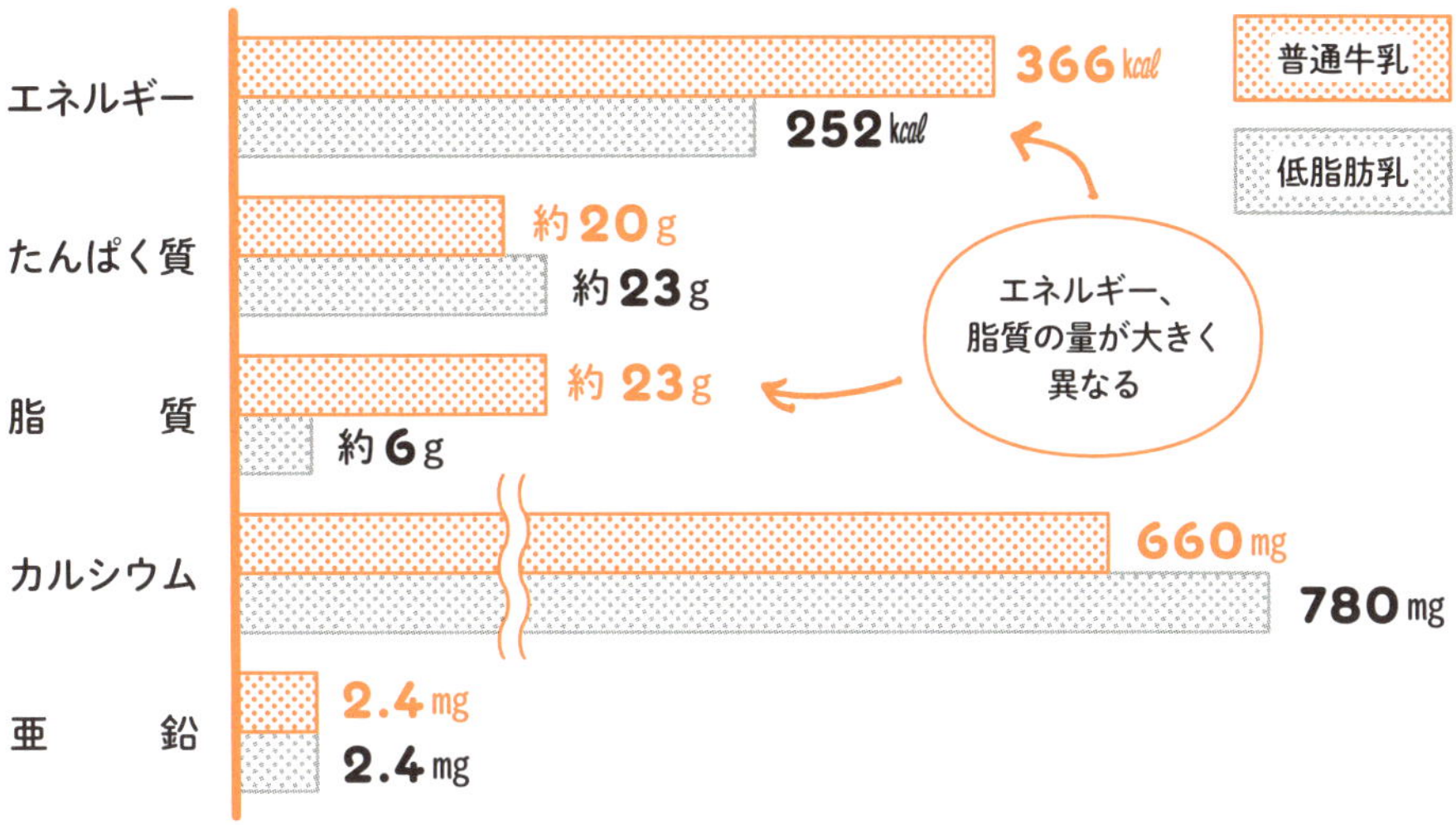

普通牛乳と低脂肪乳の選び方は？

牛乳といえば、カルシウムという印象があると思いますが、身長を伸ばすという点においては、たんぱく質を含んでいることが大きなメリットです（54ページ参照）。

普通牛乳と低脂肪乳があるので、1日にコップ3杯（600mL）飲んだ場合の栄養価を比べてみましょう（上記グラフ参照）。たんぱく質を補うことができるうえに、カルシウムは小学生ならどちらの牛乳でも1日の推定平均必要量をクリアできます。また、成長に欠かせない亜鉛を含むのも牛乳のいいところです。ただし、上に示したように**普通牛乳と低脂肪乳では、エネルギーや脂質の量が大きく異なります。**

なんとなく普通牛乳を飲み続けた結果、エネルギーを摂りすぎて子どもの体脂肪が増え、早熟を招いて身長があまり伸びなかった……。または、やせている子どもが低脂肪乳を飲み続け、エネルギー不足の状態が続き、身長があまり伸びなかった……。こんなことにならないよう、**子どもの状態をよく見て、どちらの牛乳を飲むかを考えてください。**

牛乳の摂取量と身長の関係図

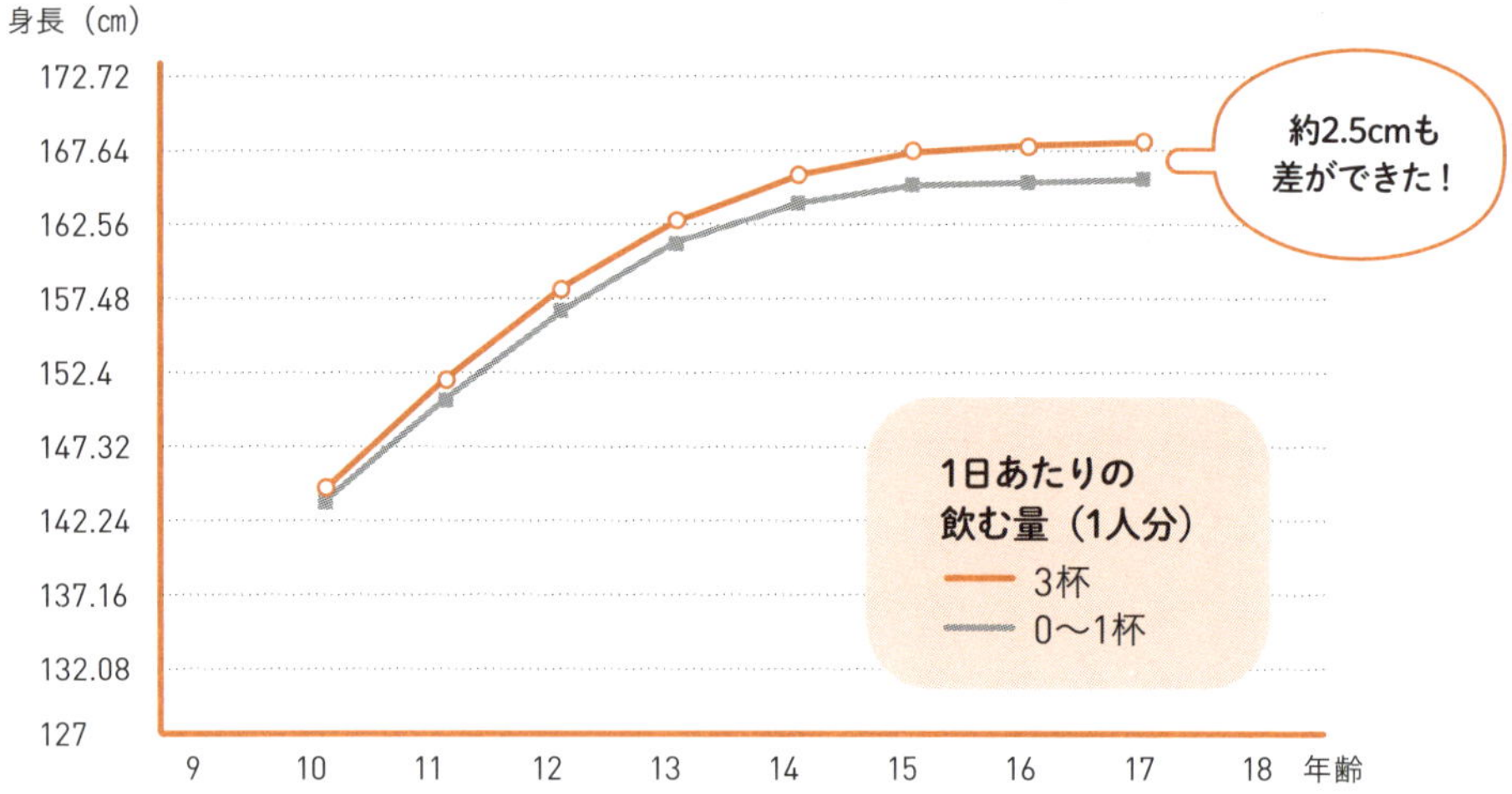

「Daily consumption and female height growth：prospective cohort study」より

牛乳は1日1杯じゃダメなの？

なぜ、1日3杯なの？ 学校の給食でほぼ毎日1杯は飲むから、それで十分じゃないの？と思われたかもしれません。

1日3杯をおすすめする理由は、アメリカで5000人あまりの女子を対象にして行われた、牛乳が成長に及ぼす影響を調べた研究結果にあります（上記グラフ参照）。

牛乳を1日に3杯飲んだ女子と1日に0〜1杯の女子の成長曲線を見ると、調査開始から7年後には平均で約1インチ（約2・5㎝）の差ができたのです。

伸び率が高かったのは1日に牛乳を3杯飲んだ女子。つまり、**1日3杯飲んだほうが身長が伸びる可能性が高い**のです。

1日に3杯を飲むタイミングは、朝、昼、夜に分けてください。体が一度の食事で吸収できるたんぱく質の量は限られています。そのため、一度にたくさん飲むのではなく、分けて飲んだほうが効率よく吸収できるのです。

食が細い子どもは、食事と食事の間の時間に牛乳を飲むなどして、食事量が減らないように注意しましょう。

睡眠のリズムが整う仕組み

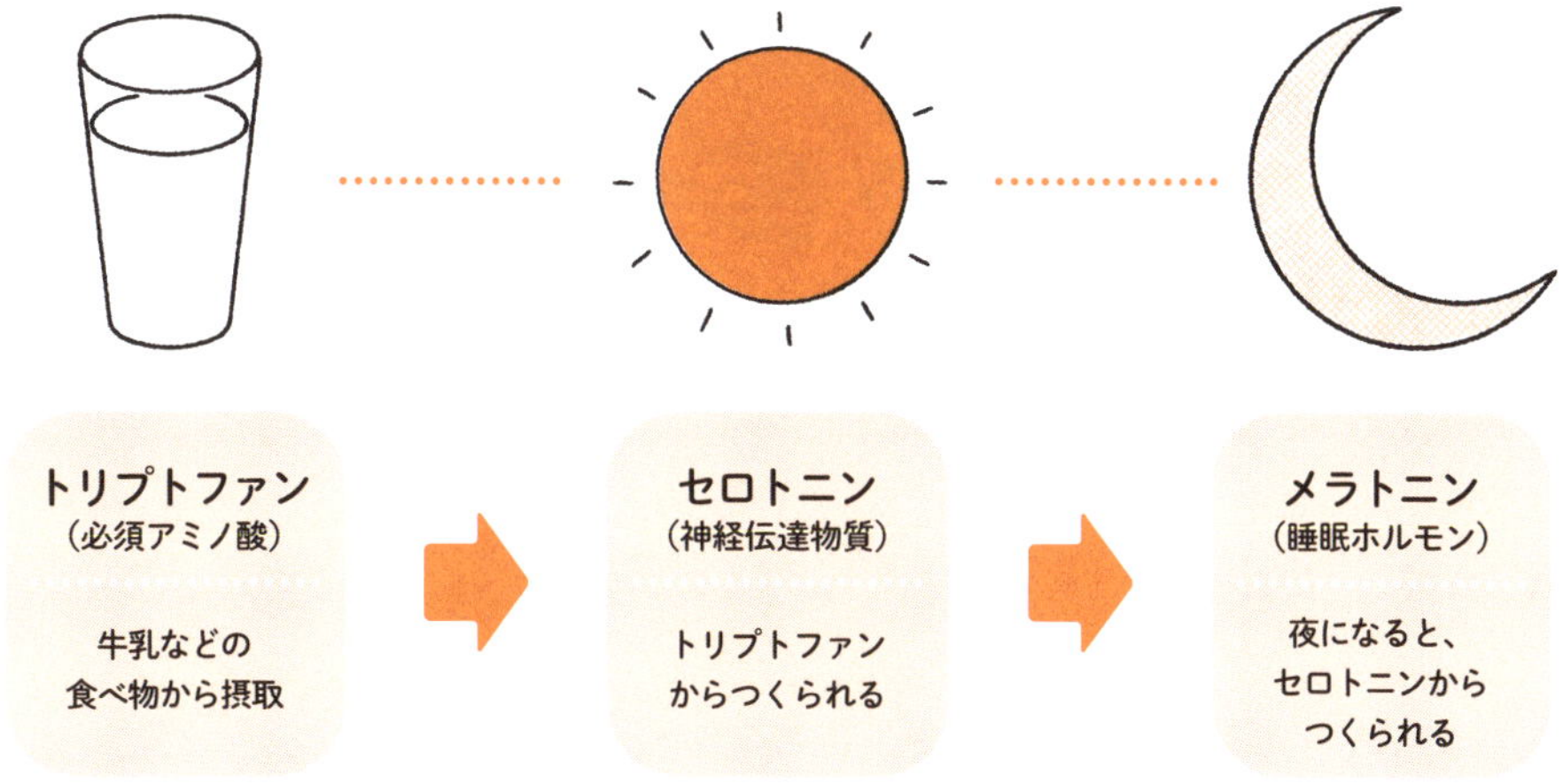

牛乳が成長ホルモンの分泌を促す

子どもの成長を促す成長ホルモンは、睡眠中や運動後にたくさん分泌されます。特に睡眠中に分泌される成長ホルモンは重要。しっかりと分泌させて成長につなげたいものです。

そこで重要となるのが栄養です。牛乳に含まれるトリプトファンというアミノ酸は、睡眠のリズムを整えるメラトニンというホルモン産生に欠かせません。

くわしく説明すると、食事で摂ったトリプトファンからセロトニンという神経伝達物質がつくられ、そのセロトニンからメラトニンがつくられ、睡眠のリズムが整うという仕組みです。

つまり、トリプトファンを含む**牛乳を飲むことで睡眠のリズムが整い、成長ホルモンの分泌がスムーズになり、身長の伸びが促進されやすくなる**というわけです。

ちなみに、セロトニンは朝日を浴びることで分泌が促されます。朝食で牛乳を飲んでトリプトファンを摂取し、朝日を浴びてセロトニンをしっかり分泌する習慣をつけることで、メラトニンの分泌もスムーズになるということです。

成長食の
ルール

02

牛乳が苦手なら ヨーグルトやチーズを試す

乳糖不耐症の原因となる乳糖が分解され、減少している

ヨーグルト・チーズの栄養ポイント

1. たんぱく質、カルシウムの補給に活用できる
2. 乳糖が減少しているので乳糖不耐症の子どもにも有効
3. エネルギー代謝を促すビタミンB群を含む
4. チーズは種類によって脂質が多いので注意
5. トリプトファンというアミノ酸が睡眠のリズムを整える

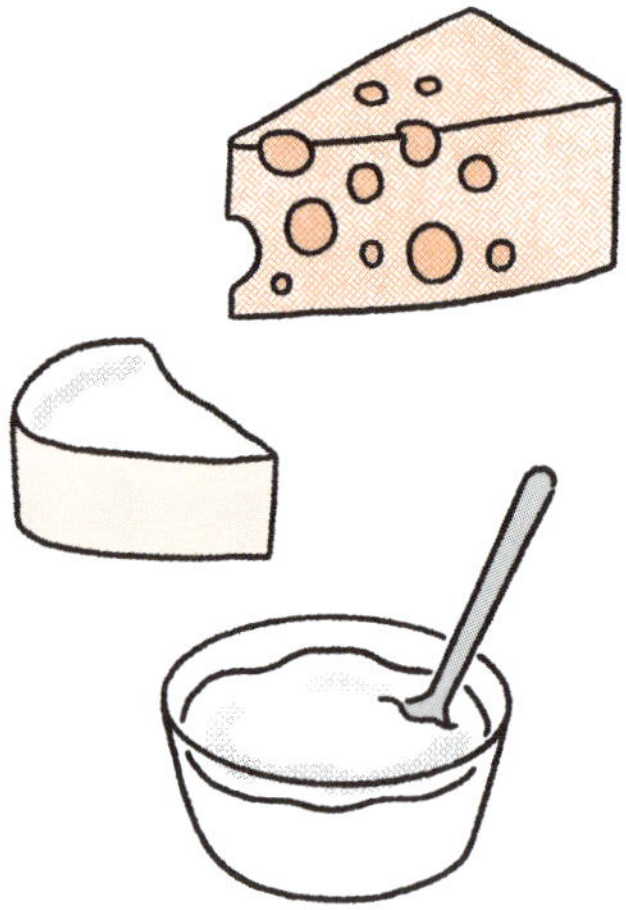

乳糖不耐症の人は牛乳を飲んでもうまく吸収されない

前の項で、牛乳を1日3杯飲むことをおすすめしましたが、牛乳を飲んでお腹がゆるくなったり、ゴロゴロしたりする場合は乳糖不耐症《にゅうとうふたいしょう》の可能性があります。

乳糖不耐症とは、牛乳に含まれている乳糖を消化吸収できない体質です。牛乳を飲んで栄養を摂ったはずが、利用できていないというのは大問題。乳糖不耐症の症状がある場合は、対策を考えなくてはいけません。

牛乳の代替食品として、まず試していただきたいのが、ヨーグルトやチーズなどの発酵《はっこう》食品です。これらは、牛乳由来の栄養素を含みながらも発酵の過程で乳糖が分解されており、乳糖不耐症の症状が有意に軽減されたというデータがあるので、試してみる価値ありです。

ヨーグルトやチーズもダメだった場合は、乳糖を大幅に分解した牛乳や、さらに極限まで乳糖を取り除いたホエイプロテイン（WPIまたはWPH）を活用するのもひとつの選択肢です。

ちなみに、日本での臨床試験では、医師による指導のもと、乳糖不耐症の人が牛乳を少量から徐々に増やして飲み続けたところ、40日後には32人中29人（91%）がお腹をこわさず1日２００mL程度の牛乳を飲めるようになったという結果が報告されました（２０２０年の調査）。

また、**乳糖不耐症ではないのに「牛乳を飲むとお腹がゴロゴロする」という思い込みによって、本当にお腹がゴロゴロしてしまうというケースも多い**ようです。一度、牛乳や乳製品を含んでいることを知らせずに摂らせてみて、お腹の状態を確認してみてもいいかもしれません。

成長食の
ルール

03

卵を1日2個食べる

卵は完全栄養食！
良質なたんぱく質を摂れる

卵の栄養ポイント

① 卵1個（50g）で約6gの
たんぱく質を摂れる

② 食事で摂らなければならない
必須アミノ酸をすべて含む

③ ビタミンB群、鉄、亜鉛、
ビタミンDなどの
栄養素も含む

④ ビタミンC、
食物繊維は
含まれていないので、
ほかの食材から
摂る必要がある

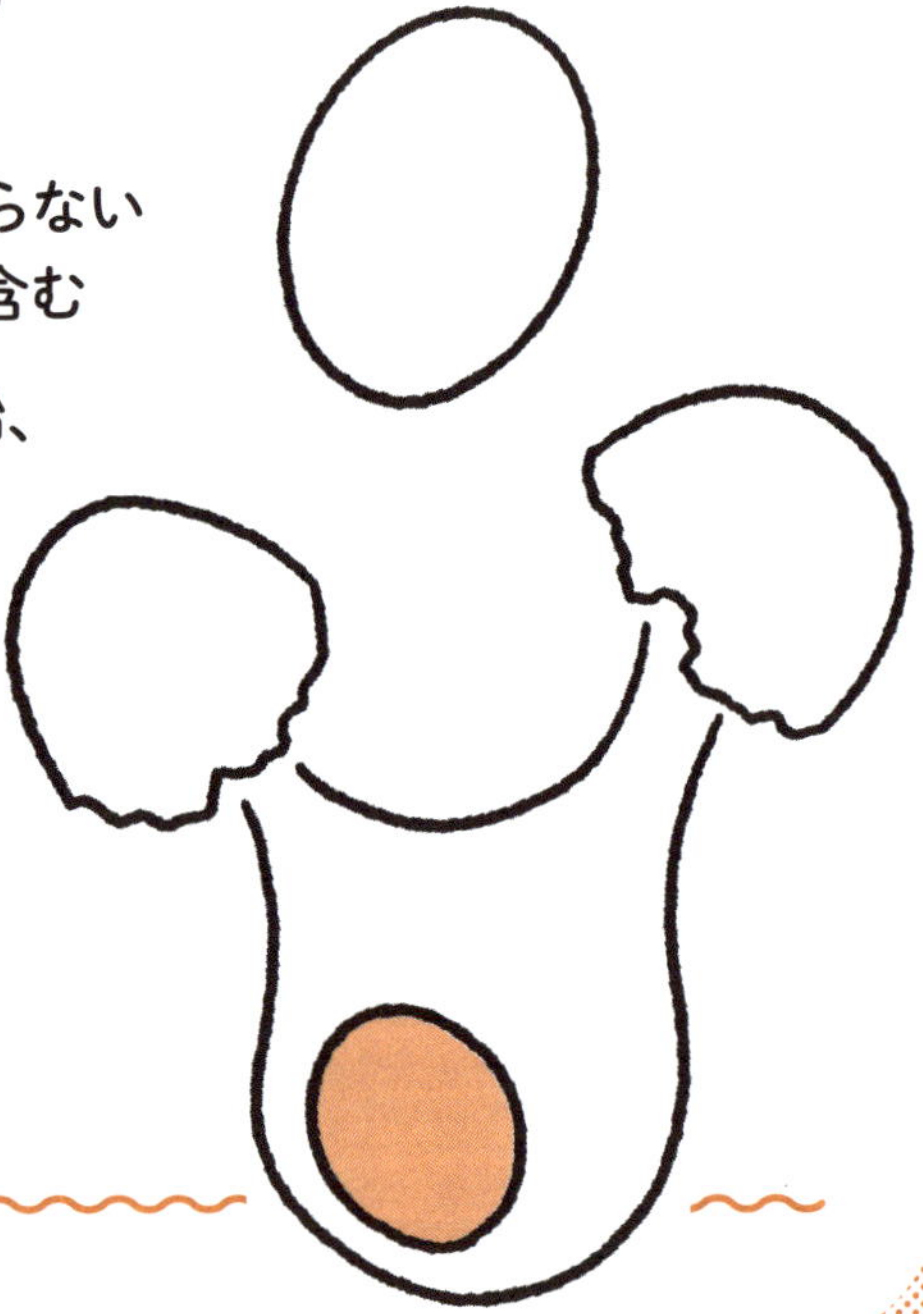

食品別 必須アミノ酸の消化吸収率（DIAAS）

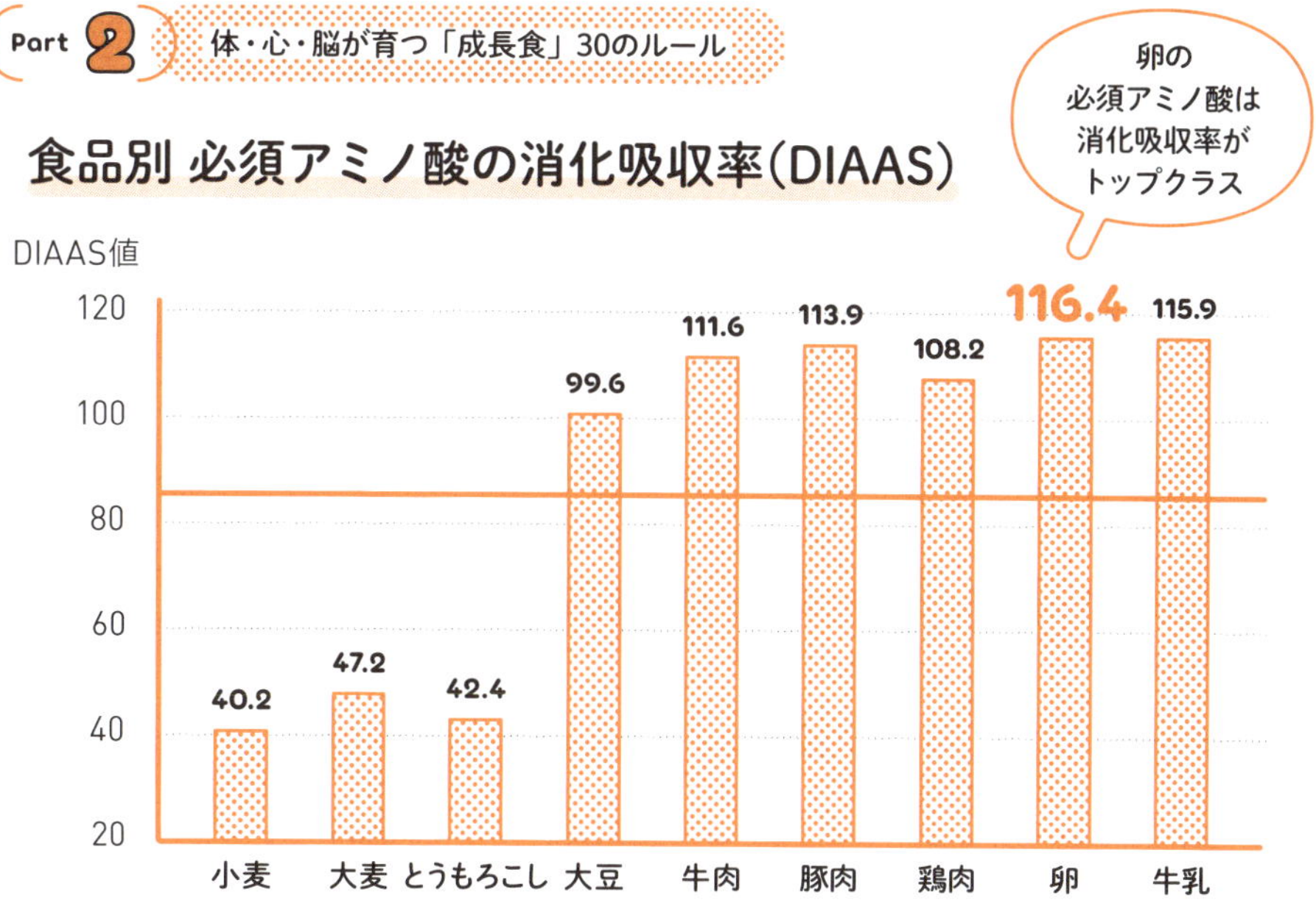

一般社団法人 Jミルク『FACTBOOK 牛乳の栄養と機能』より

卵の必須アミノ酸は消化吸収率が高い

卵はMサイズ1個（50g）に約6gのたんぱく質が含まれています。ここでは、たんぱく質を構成するアミノ酸について解説しましょう。

人体を構成するアミノ酸は20種類。そのうちの9種類が必須アミノ酸です。必須アミノ酸は人体で合成できないため、食事で摂る必要があり、1つでも不足すると、体内でたんぱく質が十分に合成されなくなります（56ページ参照）。

そのため、**栄養計算上ではたんぱく質が十分でも、必須アミノ酸が不足していると成長に悪影響が及ぶ可能性がある**のです。

卵は必須アミノ酸をすべて含む優秀なたんぱく源。さらに、ビタミンC、食物繊維以外の栄養素をすべて含むことから、「**完全栄養食**」と呼ばれています。

さらに注目すべきは、必須アミノ酸の消化吸収率（DIAAS）。上記グラフは食品別のDIAAS値で、数値が高いほど消化吸収率がよいということです。**卵の消化吸収率は動物性食品の中でもトップクラス**。卵は非常に優秀な食材なのです。

卵の摂取量と身長の伸びの関係

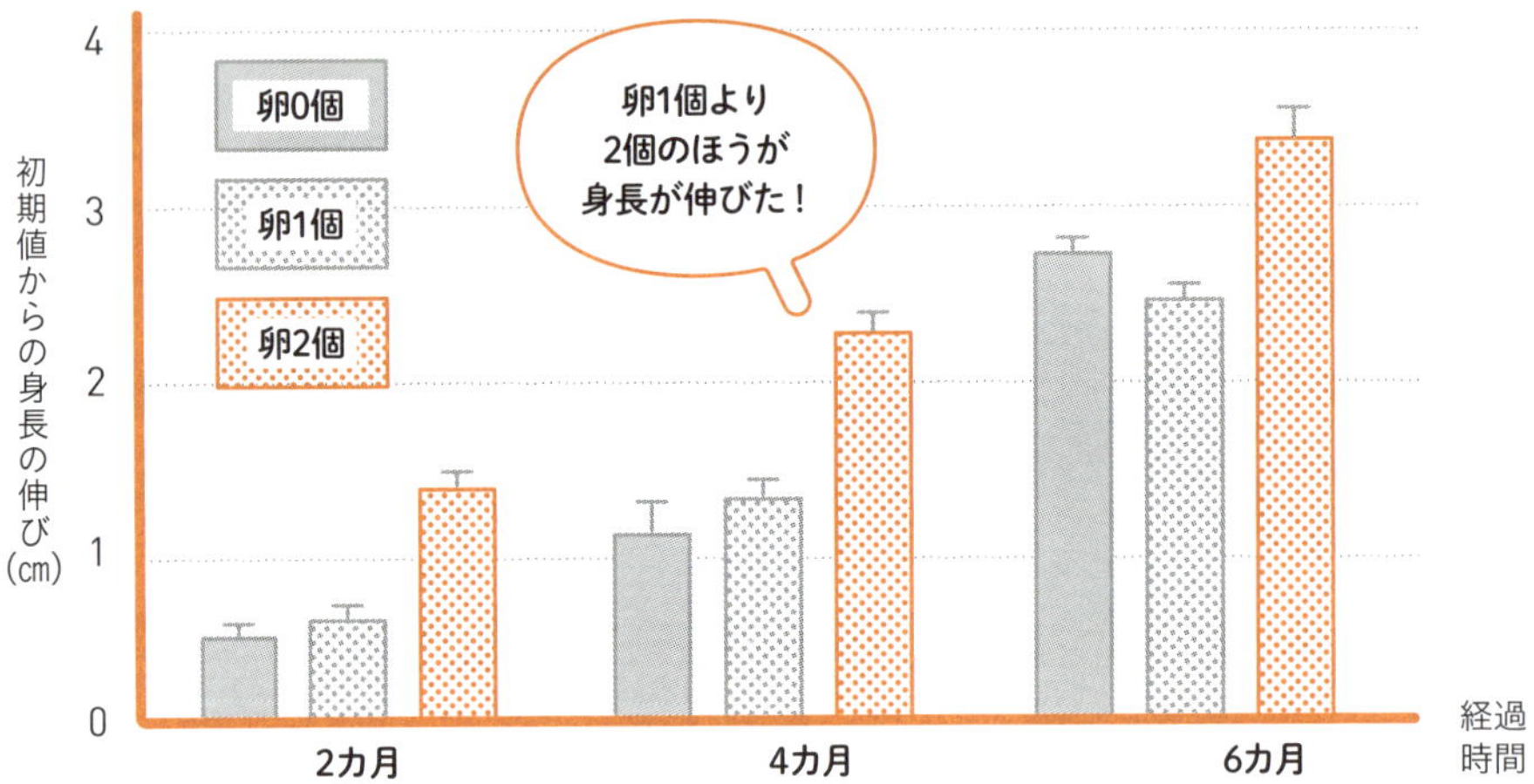

「The effect of egg supplementation on growth parameters in children participating in a school feeding program in rural Uganda: a pilot study」より

卵は1日1個じゃダメなの？

卵は1日に何個食べると身長の伸びに効果があるのでしょう？ ウガンダの小学校で「卵が子どもたちの成長にどれくらい影響を及ぼすか」を調べた研究の結果を見てみましょう。

調査の内容は次のとおりです。

対象は6～9歳の小学生。週5日提供されている給食で、卵0個のグループ、卵1個のグループ、卵2個のグループに分け、これを6カ月間継続し、それぞれの身長の伸びを比較。

結果は、卵0個のグループは3㎝弱、1個のグループは約2・5㎝、2個のグループは3・5㎝弱身長が伸びていました。明らかに**卵2個食べたほうが身長が伸びていた**のです。

つまり、卵を食べない、または1日1個食べるより、2個を毎日食べることで身長が伸びる可能性が確認されたのです。

たんぱく質が少なくなりやすい朝食で卵2個を食べてもいいですし、朝1個、夜1個でもかまいません。ただし、卵には脂質も含まれているので、体脂肪率が高い子どもは食べすぎないようにしましょう。

身長先生式レシピ

卵とチーズでたんぱく質をしっかり補給

レンチン！スパニッシュオムレツ

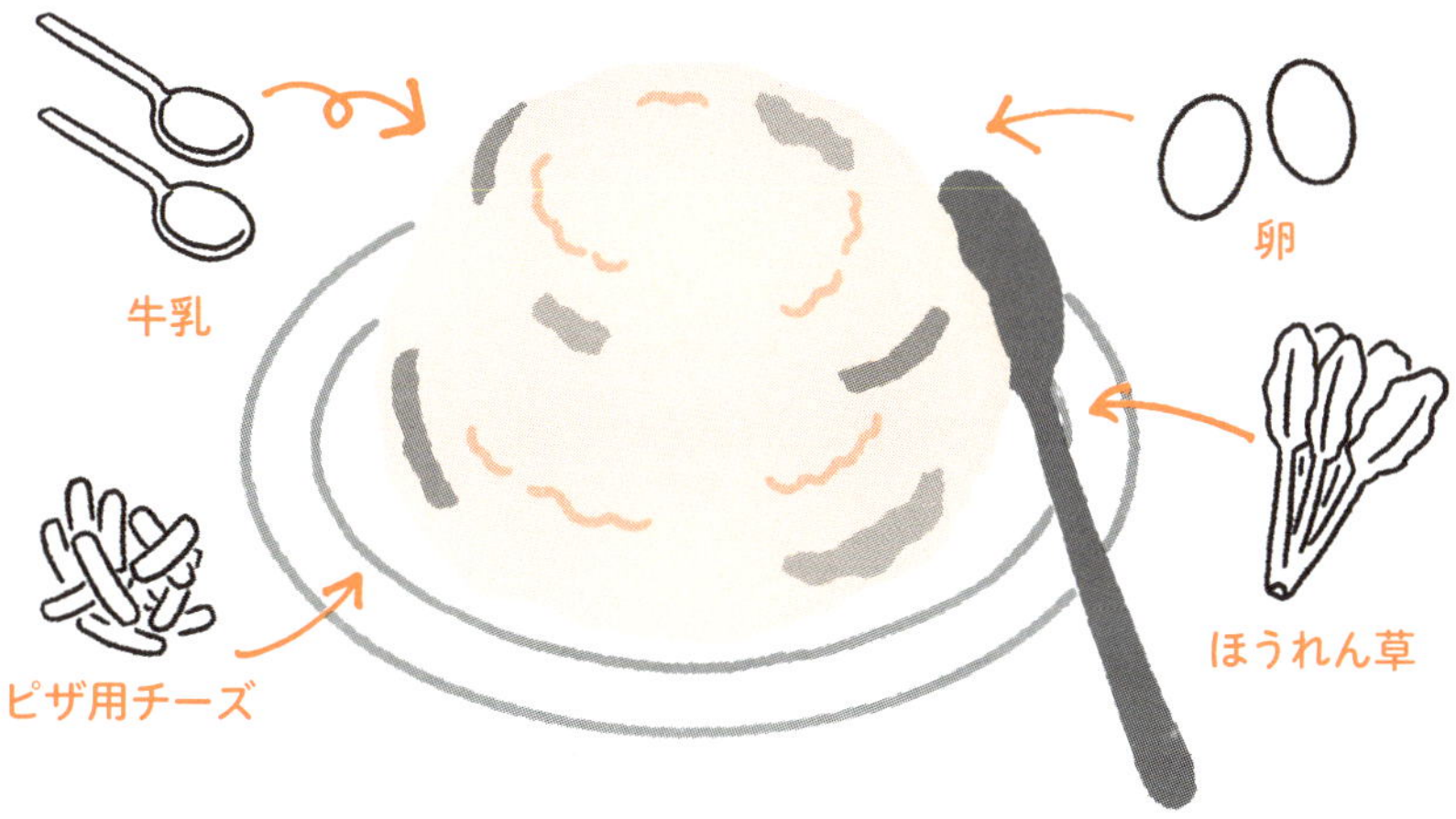

材料（1人分）

卵…２個
ほうれん草…１株(約40ｇ)
ピザ用チーズ…30ｇ
牛乳…大さじ２
塩…少々
ケチャップ(好みで)…適量

つくり方

1. 卵を溶きほぐし、長さ２㎝に切ったほうれん草、チーズ、牛乳、塩を加えてよく混ぜる。
2. 耐熱ボウルにラップを敷き、1を流し入れ、ふんわりとラップをかける。
3. 電子レンジ(600w)で３分加熱する。
4. 器に取り出し、好みでケチャップをかける。

※具に汁気をきったノンオイルのツナ缶やしらすを加えるのもおすすめ。野菜は好みのものでOK。火がとおりやすいように刻んで加えてください。

POINT

体脂肪が多い子どもには
»チーズをカッテージチーズにして脂質を減らす

やせている子どもには
»塩の代わりにマヨネーズを使ってカロリーアップ

成長食の
ルール

04

主食1品に たんぱく質おかずを2品

動物性たんぱく質を十分摂り、必須アミノ酸を満たす

たんぱく質おかずのポイント

① 主食に含まれる植物性たんぱく質では、
必須アミノ酸をすべて摂りきれない

② おかずに含まれる動物性たんぱく質で、
成長に欠かせない
必須アミノ酸をすべて摂れる

③ 主食1：たんぱく質おかず2の
割合にすることで、
必須アミノ酸を
しっかり摂れる

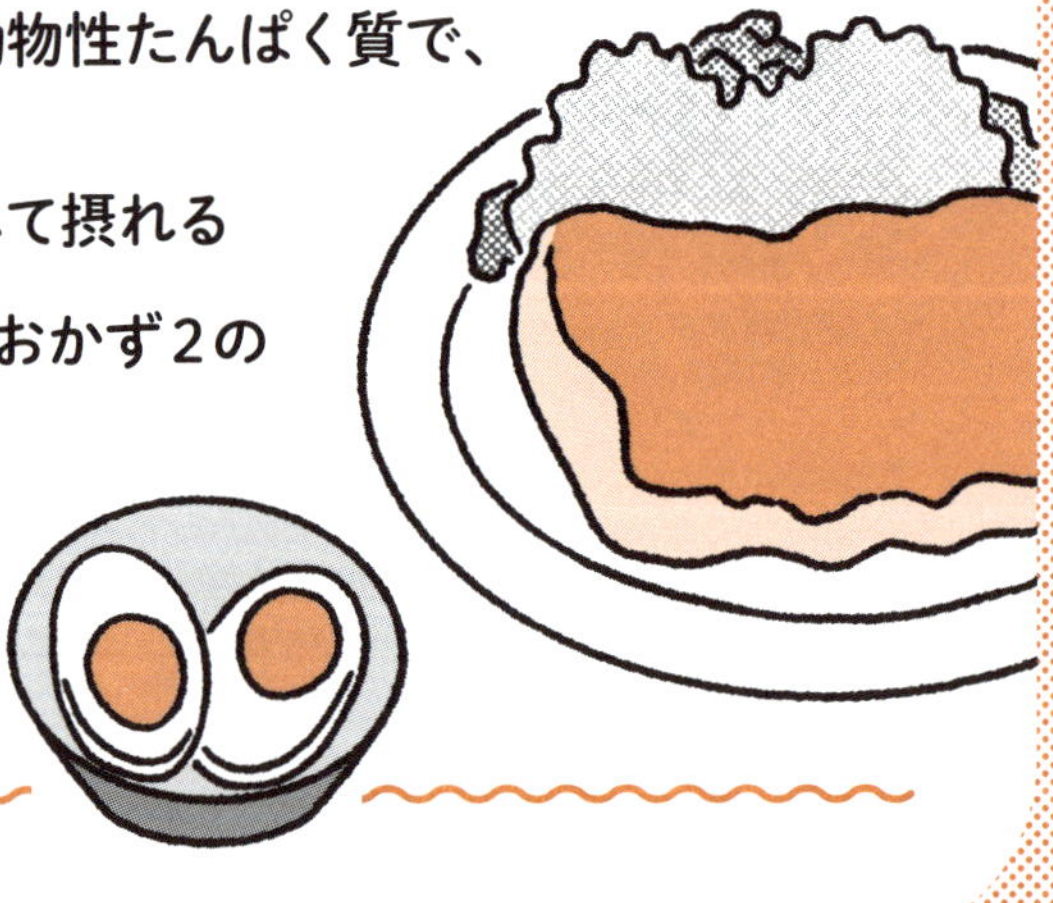

動物性たんぱく質は植物性たんぱく質の2倍の量が必要

繰り返しお伝えしているように、身長を伸ばすためにはたんぱく質を十分摂ることが大切。

そこで、日々の食事で目安にしていただきたいのが「たんぱく質おかず2品ルール」。主食1品に対して、動物性のたんぱく質を含むおかず2品を食べるというルールです。

この割合をおすすめする理由は、動物性のたんぱく質をしっかり摂るためです。

主食の米、小麦粉（パンや麺）に含まれている植物性たんぱく質は、肉や魚などの動物性たんぱく質に比べて、含まれるアミノ酸のバランスが悪く、成長に必要な9種類の必須アミノ酸を十分に摂ることができません。

そのため、栄養計算上でたんぱく質量が十分だったとしても、**植物性たんぱく質の比率が多いと必須アミノ酸が十分ではなく骨になる材料が不足し、身長が伸びにくくなる**のです。

実際、男性の平均身長が約184㎝のオランダでは、動物性たんぱく質の摂取量は植物性たんぱく質の2・65倍、男性の平均身長が約179㎝のアメリカでは1・65倍です。

この量を参考にして私が導き出したのが、動物性たんぱく質は植物性たんぱく質の2倍の量を摂ること。それを毎日実践するために提案したいのが「たんぱく質おかず2品ルール」なのです。

主食の割合が増えすぎないようにすること、動物性たんぱく質を含むおかずを2品用意することを意識して、取り組んでみてください。

成長食の
ルール

05

大皿盛りをやめて1人分ずつ盛る

子どもの食事量、栄養バランスを一目で把握

ワンプレートに盛るメリット

① 大皿盛りでは、誰がどれくらい食べたかがわかりにくいが、1人分ずつの盛り合わせにすれば食事量を把握しやすい

② 主食、おかずのバランスが一目でわかるので、栄養バランスを整えやすい

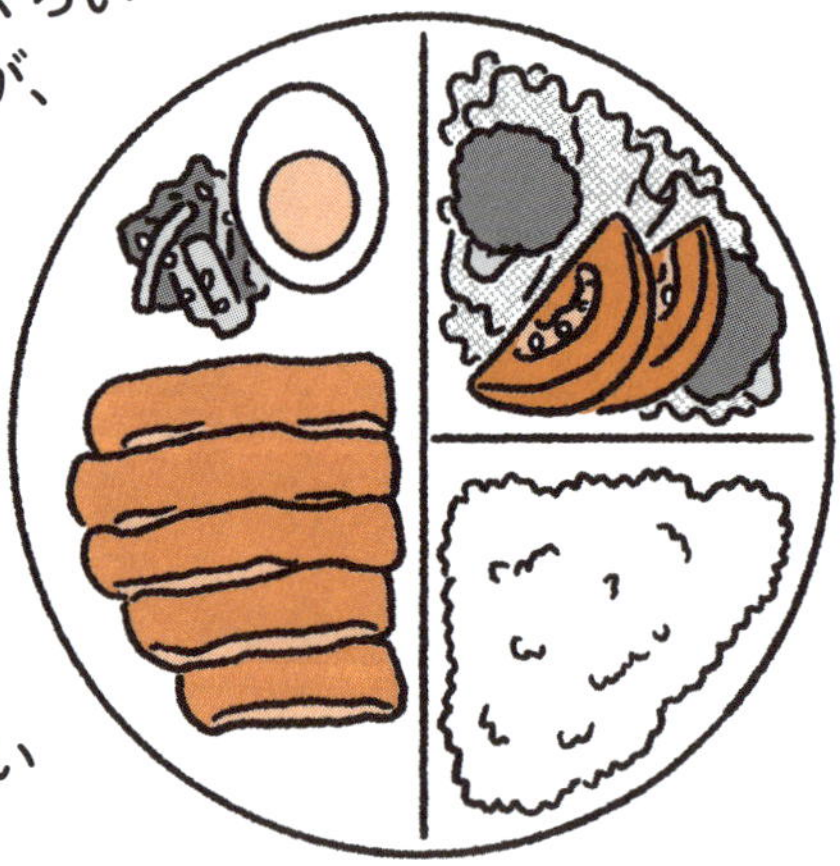

目で見てバランスをチェック！

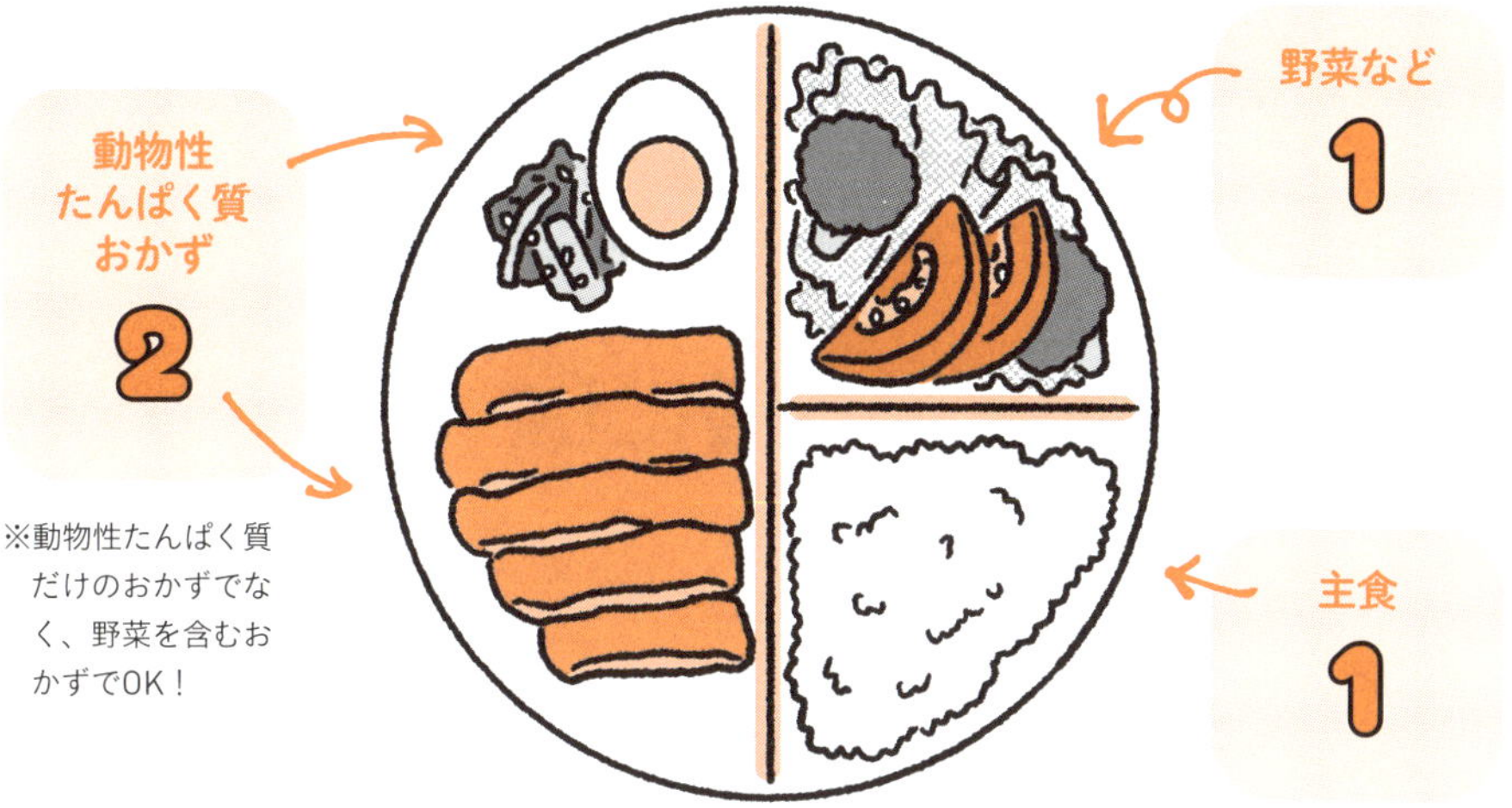

※動物性たんぱく質だけのおかずでなく、野菜を含むおかずでOK！

ワンプレートに主食1：たんぱく質おかず2の割合で盛る

家でつくる料理は、主菜は大皿に、サラダも大きいボウルに盛り、各自が自由に取って食べるというご家庭もあるでしょう。しかし、これでは誰が何をどれくらい食べたかわかりません。

そこで**おすすめしたいのが、1人分をワンプレートに盛る作戦**です。

前の項でお伝えしたように、主食1に動物性たんぱく質おかず2のバランスで、ワンプレートに盛ってみると、上のイラストのようになります。お皿を4分割し、1／4にごはん、2／4に動物性たんぱく質入りのおかずを2品、残りの1／4に野菜のおかずを盛れば、**自然とバランスのよい献立に**なります。

もちろん、毎食完璧を目指す必要はありませんが、おおまかにこの割合を目指せば、大きな過不足は防げるでしょう。

ごはんは茶碗に盛ったほうが食べやすい、量を把握しやすいという場合は、それで構いません。子どもが食べる分のおかずをワンプレートに盛り合わせて、子どもが食べる量とバランスをしっかりチェックしてください。

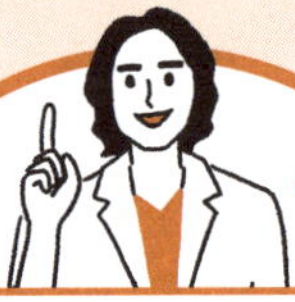

基礎講座 2

たんぱく質について

骨の成長には たんぱく質が最重要！

老若男女、誰にとってもたんぱく質は重要です。その理由は、人間の体を構成している約60兆個（諸説あります）の**細胞は、すべてたんぱく質を材料にしてつくられている**から。たんぱく質なくして私たちは存在しないのです。

大人の場合、たんぱく質は今の体をメンテナンスし、維持するための材料ですが、成長期の子どもにとってのたんぱく質は、身長を伸ばして成長するための材料です。まだ体は小さくても、たくさんのたんぱく質を必要としています。

成長期に骨がつくられるのは骨の端のほうにある骨端線という場所です（37、89ページのイラスト参照）。骨端線では、食事で取り入れた栄養を使って、たんぱく質が合成され、そこにカルシウムなどのミネラルが付着して新たな骨が形成され、骨は成長していきます。

つまり、**たんぱく質は骨の基礎**。さらに、成長期の体では、骨に限らず筋肉や脳、神経、内臓、血液、身長を伸ばすのに欠かせない成長ホルモンも、たんぱく質を材料にして盛んにつくられています。だから、たんぱく質は身長を伸ばすために最重要な栄養素といえるのです。

身体活動レベル別 たんぱく質の目標量（g/日）

性	男性			女性		
身体活動レベル	I	II	III	I	II	III
1〜2（歳）	―	31〜48	―	―	29〜45	―
3〜5（歳）	―	42〜65	―	―	39〜60	―
6〜7（歳）	44〜68	49〜75	55〜85	41〜63	46〜70	52〜80
8〜9（歳）	52〜80	60〜93	67〜103	47〜73	55〜85	62〜95
10〜11（歳）	63〜98	72〜110	80〜123	60〜93	68〜105	76〜118
12〜14（歳）	75〜115	85〜130	94〜145	68〜105	78〜120	86〜133
15〜17（歳）	81〜125	91〜140	102〜158	67〜103	75〜115	83〜128
18〜29（歳）	75〜115	86〜133	99〜153	57〜88	65〜100	75〜115
30〜49（歳）	75〜115	88〜135	99〜153	57〜88	67〜103	76〜118
50〜64（歳）	77〜110	91〜130	103〜148	58〜83	68〜98	79〜113
65〜74（歳）	77〜103	90〜120	103〜138	58〜78	69〜93	79〜105
75以上（歳）	68〜90	79〜105	―	53〜70	62〜83	―

では、成長期の子どもは、どれくらいのたんぱく質を摂ればいいのでしょう。

厚生労働省が発表している「日本人の食事摂取基準」（2020年版）では、1日のたんぱく質の目標量は上記の表のように定められています。

子どもの一般的な活動量は「身体活動レベルII」ですから、中学生（12〜14歳）の目標量を見てみると、男子は85〜130g、女子は78〜120g。

肉100gのたんぱく質量が約20gですから、1日3食ともに肉を100g食べたとしても、目標量には届きません。

ただ、これはあくまで目標量の話です。「日本人の食事摂取基準」では、目標量は「現在の日本人が当面の目標とすべき摂取量」とされていますから、今すぐ達成しなくてはいけない数値ではありません。

しかし、子どもの健やかな成長を後押しするためには、この**目標量を知り、目標に近い量を摂れるように取り組むことが大切**です。

たんぱく質について、もうひとつ知っておいていただきたい

必須アミノ酸「桶の理論」

十分なたんぱく質を
合成できる

一番少ないアミノ酸の量に合った
たんぱく質しか**合成できない**

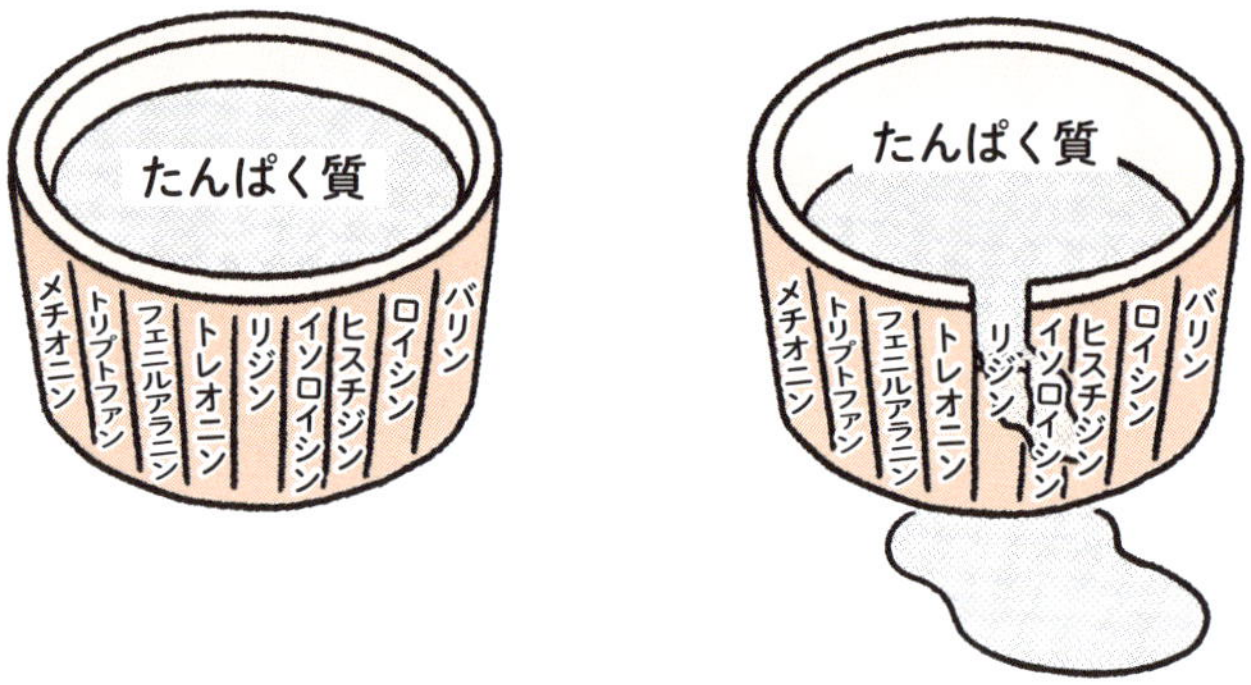

大事なことがあります。

それは、たんぱく質を構成するアミノ酸についてです。食事で取り入れたたんぱく質は、アミノ酸に分解され、体内で再びたんぱく質に合成され、骨、筋肉、内臓、皮膚《ひふ》、髪などの成分や、ホルモンや消化酵素といった分泌物の材料になります。

体を構成するたんぱく質は、約10万種類といわれていますが、それらはわずか20種類のアミノ酸が組み合わせを変えながら結合し、つくられているのです。

20種類のアミノ酸は次のように分けられます。

・**非必須アミノ酸（11種類）：体内で合成することができる**
・**必須アミノ酸（9種類）：体内で合成することができない**

体内で合成することができない9種類の必須アミノ酸は、食事で取り入れる必要があります。さらに、必須アミノ酸はどれか1つでも不足してはいけません。

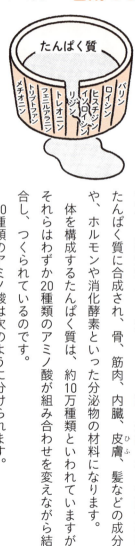

栄養学では、この仕組みを上記の「桶《おけ》の理論」で説明します。桶は人間の体、中に入っているのは体を構成するたんぱく質、桶の9枚の板が必須アミノ酸です。

9種類の必須アミノ酸が十分そろっている場合、桶の中には

おもな食品のアミノ酸スコアの例

食品名	アミノ酸スコア
肉	100
魚（アジ、イワシ、マグロなど）	100
卵	100
乳製品	100
キャベツ	89
トマト	78
グリンピース	96
精白米	81
食パン	44
小麦粉	46

動物性食品はアミノ酸スコアが**高い**

植物性食品はアミノ酸スコアが**低め**

WHO/FAO/UNU アミノ酸評点パターン（2007年）、「日本食品標準成分表（八訂）増補　2023年」をもとに算出

たんぱく質が十分入っています。しかし、どれか1つでも不足すると、桶から漏れ出し、桶の中に入るたんぱく質の量は減ります。つまり、体を構成するたんぱく質が足りなくなるのです。

食品に必須アミノ酸が多く含まれているかどうかは、「アミノ酸スコア」という指標で表されます（上記表参照）。必須アミノ酸がすべて必要量を満たしている場合はアミノ酸スコアは100。最も少ない必須アミノ酸が必要量の60％だった場合はアミノ酸スコア60。数値が低くなるほど、必須アミノ酸が基準値を満たしていないということです。

動物性たんぱく質はアミノ酸スコア100なので、**肉や魚、卵や乳製品を十分食べていれば必須アミノ酸が不足することはありません**。しかし、うどんやごはんなど主食ばかりを食べていると、必須アミノ酸が不足し、体内のたんぱく質合成量が減少してしまいます。

また、植物性食品より動物性食品のほうが必須アミノ酸の吸収率が高いことがわかっています（47ページ「食品別必須アミノ酸の消化吸収率」参照）。特に多くのたんぱく質を必要とする成長期は、動物性食品をしっかり摂ることが大切なのです。

成長食の
ルール

06

よく食べるもののたんぱく質量をおおまかに把握する

「たんぱく質を摂っている
つもりが摂れていない」を防ぐ

チェックポイント

① よく食べるもののたんぱく質量を
把握することで、過不足を改善

② 「なんとなく食べる」のをやめて、
食事内容をしっかりコントロールする

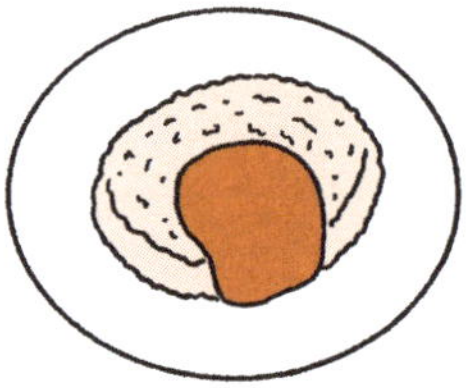

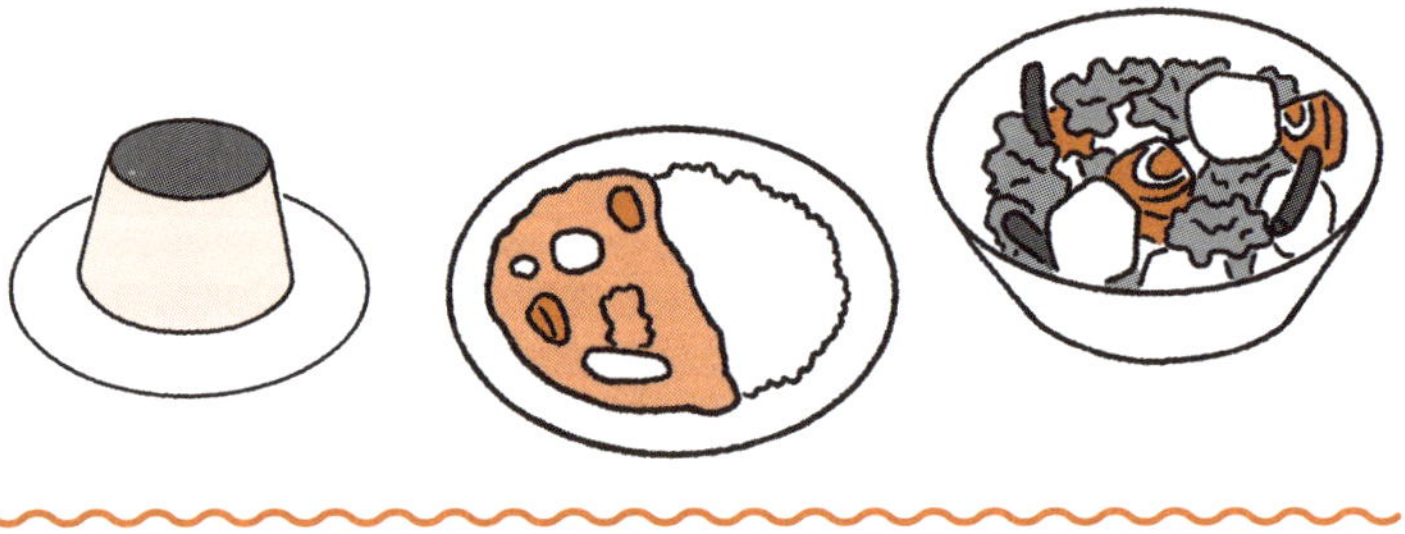

食品に含まれるたんぱく質量を知れば摂取量のコントロールが可能

食事は1日3食、それが毎日続きます。そのため、よく食べるものが体に与える影響はどんどん積み重なっていきます。

毎日の食事や間食で子どもが好きでよく食べるメニューのたんぱく質量はご存じですか？知らずに食べるか、知って食べるかの違いはとても大きい。知っているからこそ、摂取量のコントロールが可能になり、「摂っているつもりが摂れていない」「控えているつもりが摂りすぎている」を防げるのです。

次のページでは、おもな食品のたんぱく質量とエネルギー量（カロリー）を併せて紹介します。カロリーが高いということは、脂質や糖質の含有量が多い可能性が高いので、体脂肪が気になる子どもは控える、やせている子どもは積極的に食べるというように、子どもの状態に合わせて選ぶといいでしょう。

よく食べるおやつが、ヘルシーだと思っていたら実は超高カロリーだったり、栄養バランスがよいと思っていたおかずが、実はほとんどたんぱく質を含んでいなかったりすることもあるので、ぜひチェックして子どもの栄養管理に活用してください。

おもな食品のたんぱく質量

※使われている食材や分量などによって異なります。※1人分は一般的な量です

メインのおかず（主菜）

鶏の唐揚げ

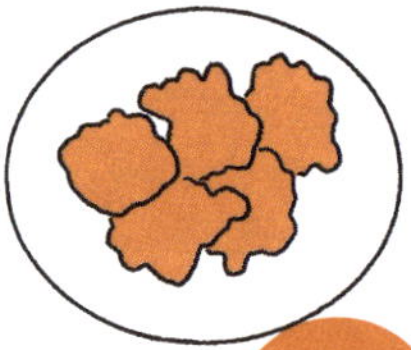

5個200g
約570kcal

たんぱく質
約 **30** g

ハンバーグ

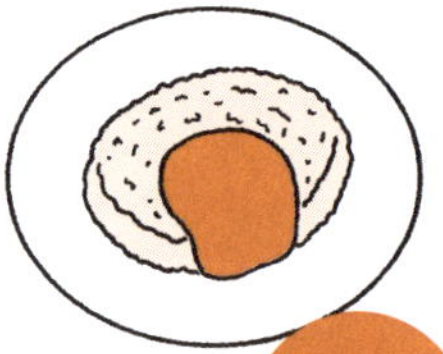

1個（150g）
約300kcal

たんぱく質
約 **20** g

クリームシチュー

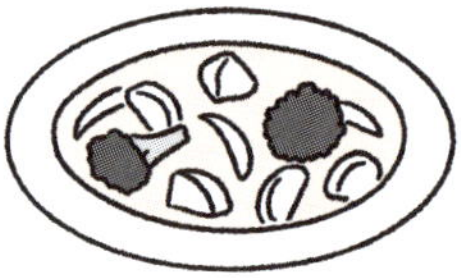

1人分（300g）
約370kcal

たんぱく質
約 **19** g

ビーフシチュー

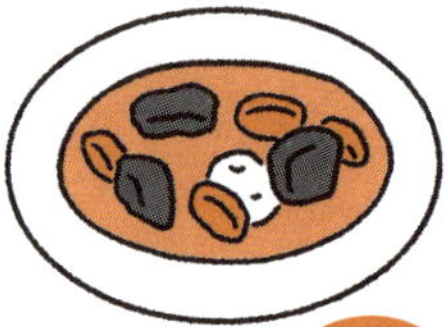

1人分（300g）
約460kcal

たんぱく質
約 **12** g

コロッケ

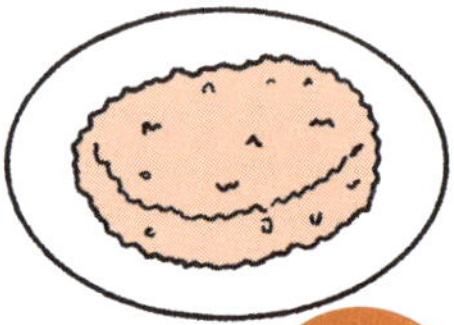

1個（100g）
約230kcal

たんぱく質
約 **5** g

コーンクリームコロッケ

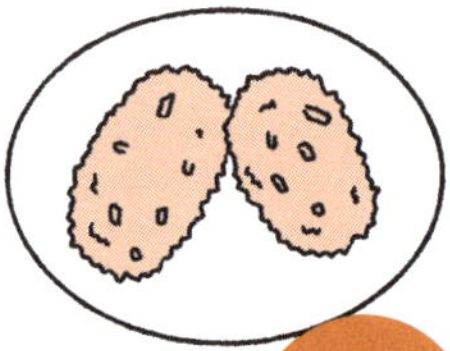

2個（100g）
約250kcal

たんぱく質
約 **5** g

とんかつ

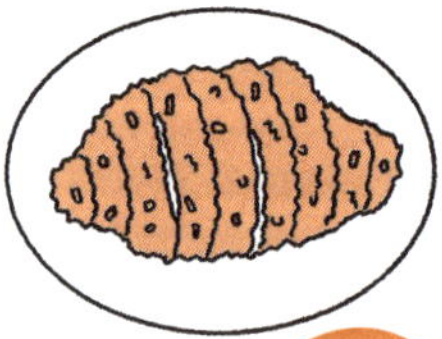

1枚（150g）
約640kcal

たんぱく質
約 **24** g

餃子

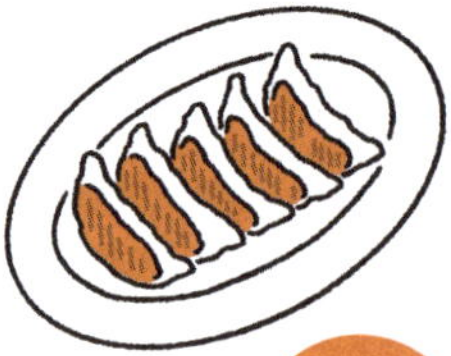

5個（100g）
約210kcal

たんぱく質
約 **7** g

しゅうまい

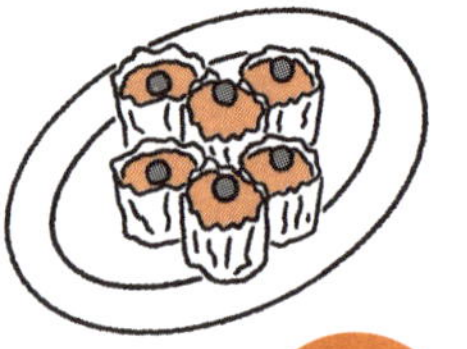

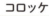

6個（180g）
約340kcal

たんぱく質
約 **16** g

Check!

食材のたんぱく質量は147ページで紹介しています

Check!

身長の伸びを妨げるおそれのあるイソフラボンを含む食品は除外しています(80ページ参照)

焼きサバ

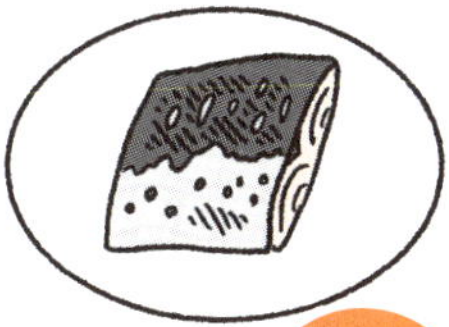

1/2切(100g)
約260kcal

たんぱく質 約 **25** g

焼き鮭

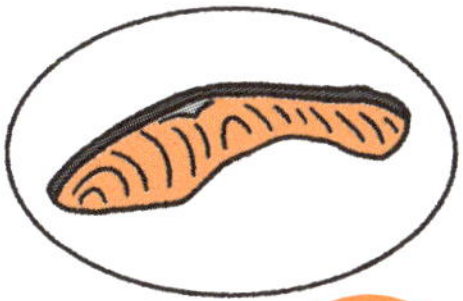

1切(100g)
約240kcal

たんぱく質 約 **25** g

刺身3点盛り合わせ

(マグロ・サーモン・イカ)

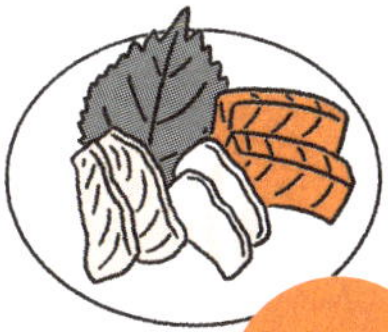

100g
約120kcal

たんぱく質 約 **23** g

豚のしょうが焼き

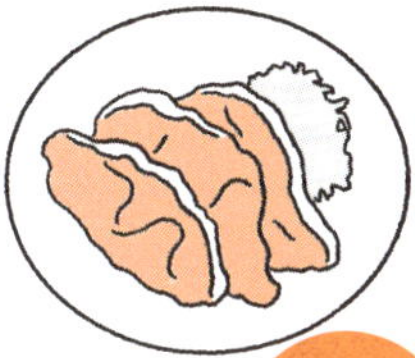

1人分(150g)
約360kcal

たんぱく質 約 **21** g

肉じゃが

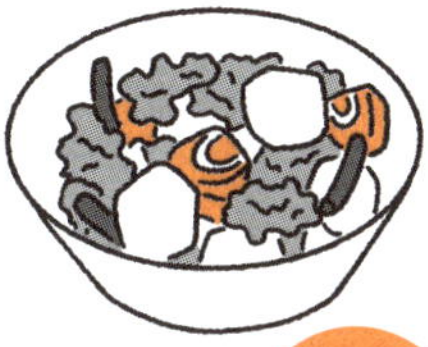

150g
約120kcal

たんぱく質 約 **7** g

アジの南蛮漬け

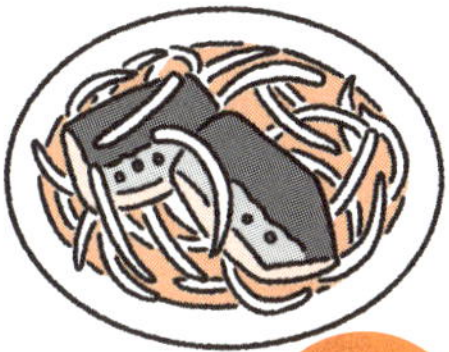

100g
約110kcal

たんぱく質 約 **8** g

白身魚のフライ

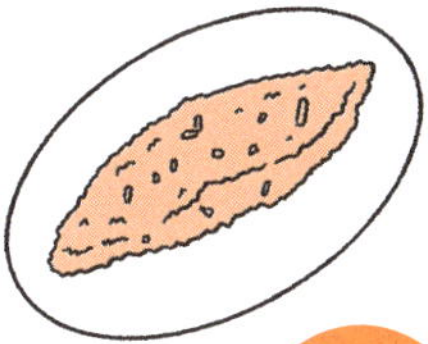

1枚(100g)
約300kcal

たんぱく質 約 **19** g

カキフライ

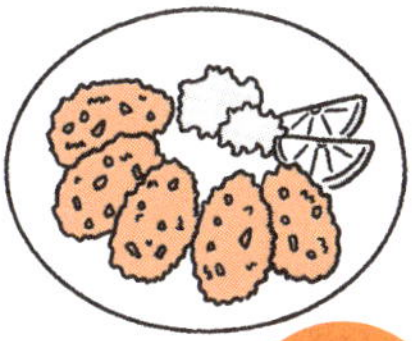

5個(100g)
約260kcal

たんぱく質 約 **8** g

エビグラタン

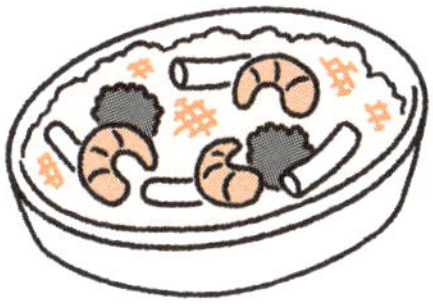

1人分(200g)
約260kcal

たんぱく質 約 **11** g

ごはんもの・麺類・粉もの（主食）

カレーライス

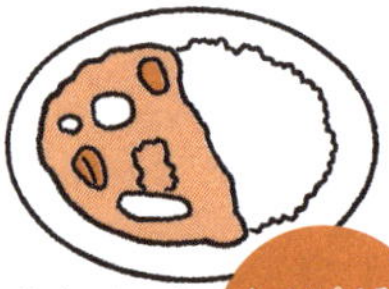

1人分（500g）
約570kcal
たんぱく質 約 **16** g

スパゲッティナポリタン

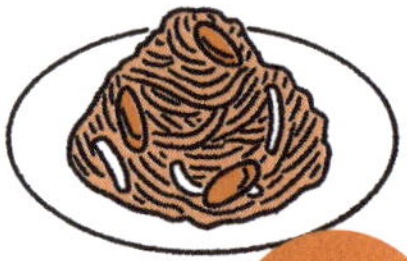

1人分（300g）
約470kcal
たんぱく質 約 **18** g

ハンバーガー＆ポテトセット

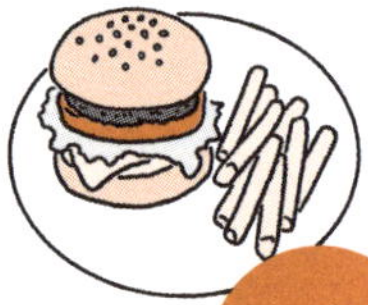

1人分（240g）
約610kcal
たんぱく質 約 **17** g

オムライス

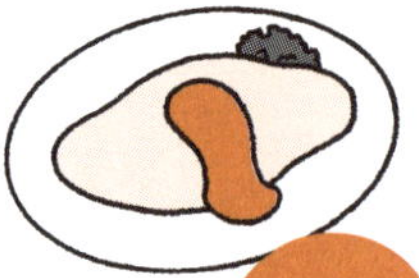

1人分（470g）
約770kcal
たんぱく質 約 **27** g

チャーハン

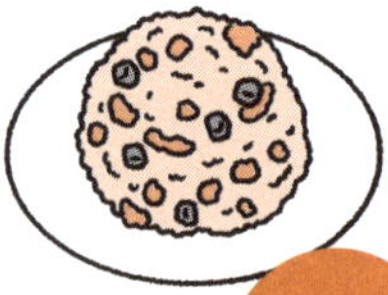

1人分（260g）
約540kcal
たんぱく質 約 **13** g

しょうゆラーメン

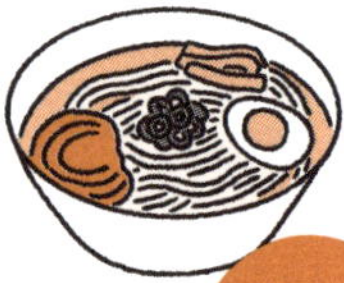

1人分（750g）
約435kcal
たんぱく質 約 **22** g

きつねうどん

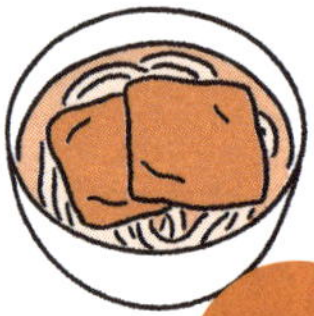

1人分（590g）
約400kcal
たんぱく質 約 **18** g

焼きそば

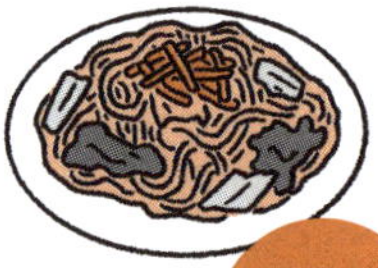

1人分（280g）
約440kcal
たんぱく質 約 **13** g

マルゲリータピザ

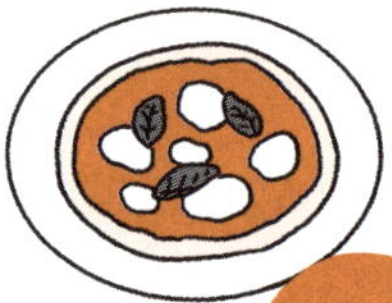

Mサイズ1/2枚
約430kcal
たんぱく質 約 **15** g

かつ丼

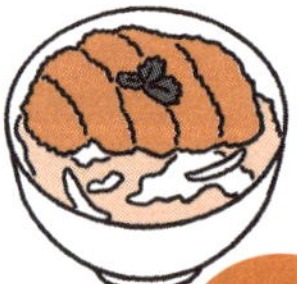

1人分（500g）
約870kcal
たんぱく質 約 **33** g

お好み焼き

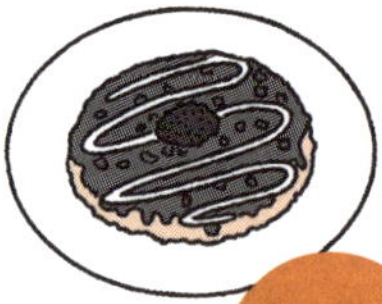

1枚（250g）
約550kcal
たんぱく質 約 **21** g

マグロ丼

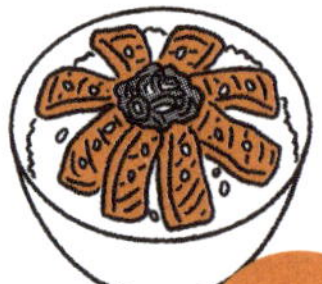

1人分（350g）
約500kcal
たんぱく質 約 **28** g

間食

魚肉ソーセージ

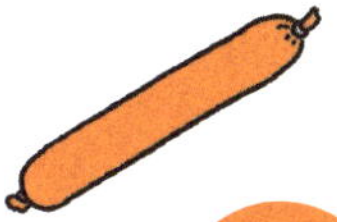

1本（70g）
約111kcal

たんぱく質 約8g

肉まん

1個（100g）
約240kcal

たんぱく質 約10g

卵サンドイッチ

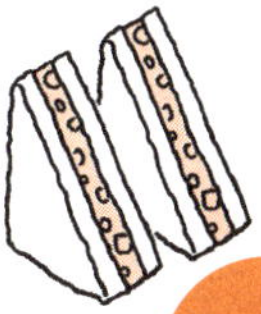

2切（130g）
約330kcal

たんぱく質 約10g

クリームパン

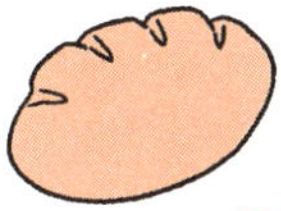

1個（100g）
約290kcal

たんぱく質 約8g

ホットケーキ

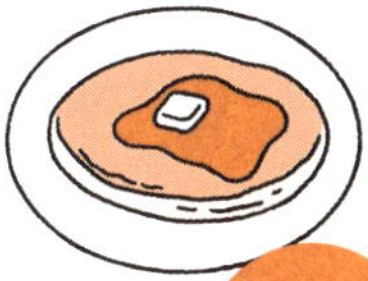

1枚（100g）
約250kcal

たんぱく質 約8g

ヨーグルト（加糖）

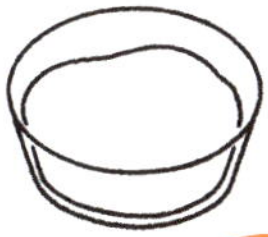

100g
約70kcal

たんぱく質 約4g

プリン

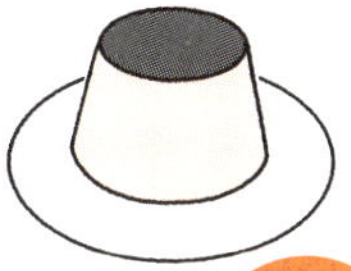

1個（100g）
約120kcal

たんぱく質 約6g

シュークリーム

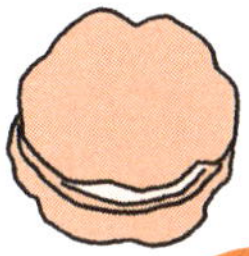

1個（70g）
約148kcal

たんぱく質 約4g

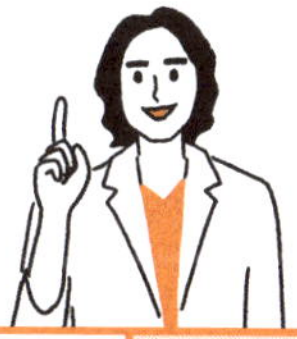

アプリで食事を記録するのもおすすめ

子ども向けの栄養管理アプリを活用して食事内容を記録することで、摂取エネルギー、栄養素、栄養バランスなどを見える化するのもいいでしょう。記録することで、食事に対する意識が高まるのはもちろん、振り返って改善すべき点を洗い出したりすることもできます。

成長食の
ルール

07

肉のファーストチョイスは鶏ササミ・鶏ムネ肉

たんぱく質量が多いものを優先して食べる

鶏ササミ・鶏ムネ肉の栄養ポイント

① 肉の中でもたんぱく質の含有量が多い

② 脂質が少ない

③ たんぱく質の合成に欠かせないビタミンB_6などを豊富に含む

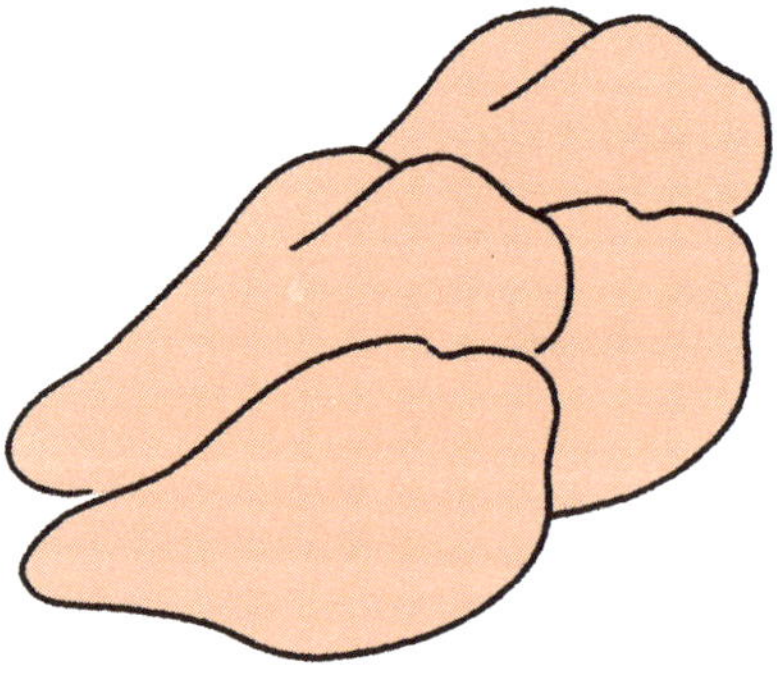

たんぱく質が多い肉の部位（100gあたり）

鶏ササミ	約25g
鶏ムネ肉（皮なし）	約24g
豚ヒレ肉（赤身）	約23g
豚モモ肉（赤身）	約22g
牛サーロイン（赤身・輸入）	約22g
牛リブロース（赤身・輸入）	約22g
牛ランプ（赤身・輸入）	約22g

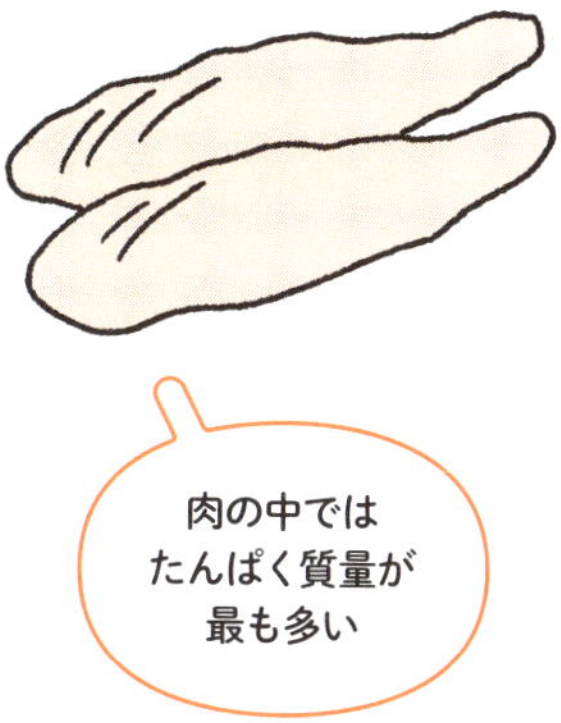

肉はたんぱく質の含有量をチェック

「肉はどの種類のどの部位を食べればいいですか？」という質問をよく受けます。身長を伸ばすという点においては、鶏ササミ・鶏ムネ肉がおすすめです。

その理由は骨の材料となるたんぱく質を多く含むからです。100gあたりのたんぱく質量が多いのは、鶏ササミ約25g、鶏ムネ肉（皮なし）約24g、豚ヒレ肉（赤身）が約23g。逆にたんぱく質が少ないのは、牛バラ肉が約11g、牛サーロインが約12g、牛肩ロースが約14g（すべて和牛）となります。

鶏ムネ肉・ササミと牛バラ肉のたんぱく質量には、倍以上も差があるので、牛バラ肉を優先的に食べ続けた場合、かなりの量のたんぱく質を取り損ねることになります。

ただし、牛肉には、鶏肉にあまり含まれていない鉄や亜鉛が多く、豚肉はエネルギー代謝を促すビタミンB_1が鶏肉より多いというメリットがあります。それぞれの栄養価を知り、鶏ムネ肉やササミをメインにしつつ、たんぱく質量の多い牛や豚のヒレ肉やモモ肉を、ときどき加えるといいでしょう。

成長食の
ルール

08

肉と魚介は1：1のバランスを心がける

魚介に含まれる良質のたんぱく質、脂質も取り入れる

肉・魚介の栄養ポイント

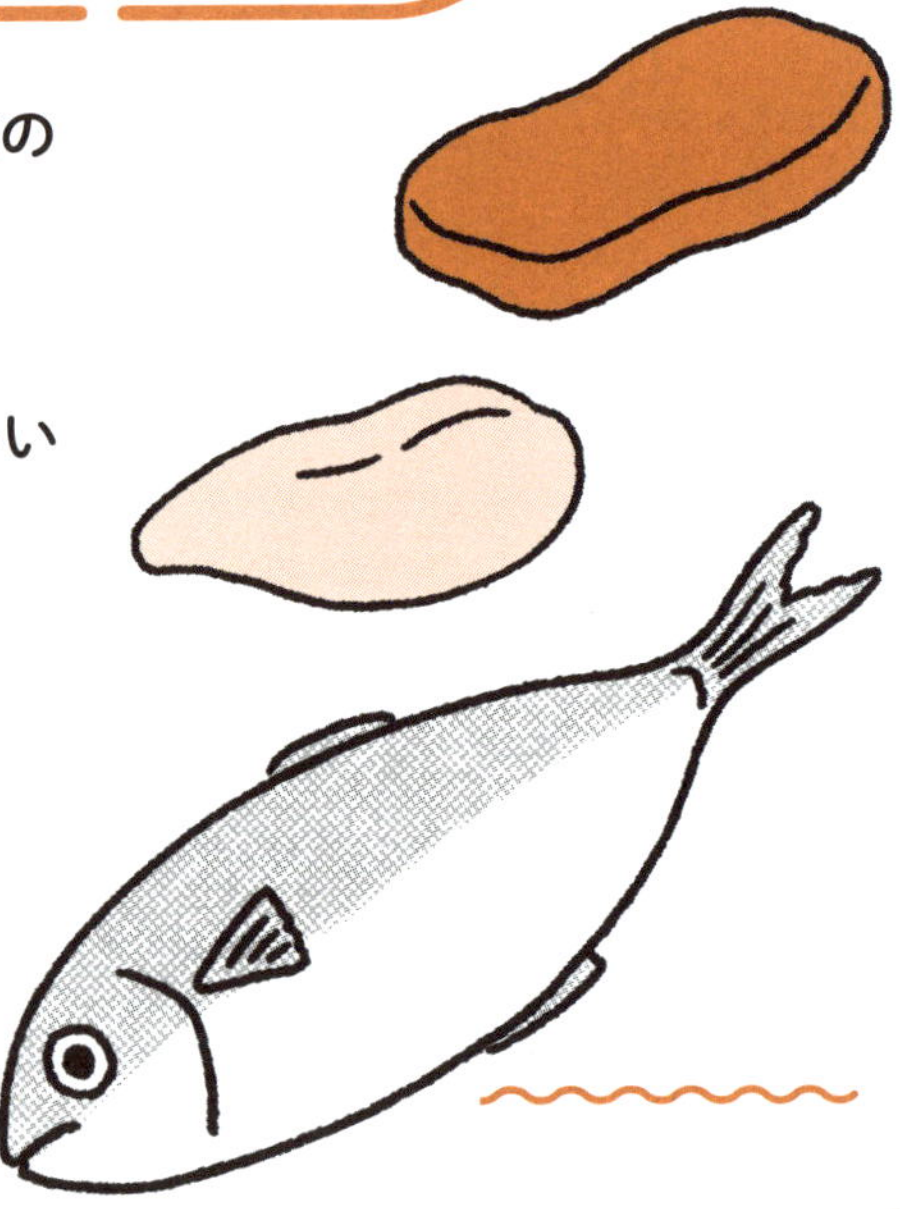

①肉、魚介はともに良質のたんぱく質が豊富

②魚介はビタミンD、鉄を多く含むものが多い

③骨ごと食べる魚介はカルシウムを多く含む

④魚介（特に青魚）はオメガ3を含むものが多い

どちらかに偏らず、いいとこ取りをしよう

肉と魚介はどちらも優秀なたんぱく源。成長に欠かせない必須アミノ酸をバランスよく含む点でも同レベル、100gあたりのたんぱく質含有量もほぼ同レベルです。

だからといって、**肉ばかり、魚ばかり、さらに同じ種類ばかりを食べるのは、おすすめできません**。偏らずにいいとこ取りをしたほうが、成長のためにはいいからです。

たとえば、魚介には肉にはほとんど含まれないビタミンDを含むものがたくさんあります。骨ごと食べられるものならカルシウムもたっぷり摂れます。マグロやカツオ、サバなどには鉄やビタミンB群も豊富。さらに、青魚や鮭、マグロやカツオなどの脂に多く含まれるオメガ3不飽和脂肪酸《ふほうわしぼうさん》（以下・オメガ3）には、神経伝達をスムーズにして脳の認知機能を向上させたり、体内の炎症を抑え、アレルギー症状を軽減させる働きが認められています。成長期の子どもにとって有意義な働きがたくさんあることがわかります。

肉の場合も同様にメリットがあります。牛肉には鉄や亜鉛が豊富に含まれており、豚肉や鶏ササミやムネ肉はビタミンB群が豊富です。

それぞれのいいところを上手に取り入れるためには、肉と魚介を1：1で摂るよう心がけてみてください。完璧にできなくてもかまいません。たとえば、朝食で魚介を食べなかった場合は、夕食で魚介を食べる。前日、肉ばかりを食べてしまったら、次の日は魚介をメインにするといった感じで**意識して実践するだけで、大きく偏るのを防げます**。

成長食の
ルール

09

週1回以上、サバ缶を食べる

サバ缶には身長を伸ばす大事な栄養素が全部入っている！

サバ水煮缶の栄養ポイント

① 良質のたんぱく質のほか、鉄、亜鉛、ビタミンD、カルシウムも含む

② オメガ3を多く含む

③ サバ味噌煮缶より水煮缶のほうが、たんぱく質、カルシウム、亜鉛、ビタミンDが多い

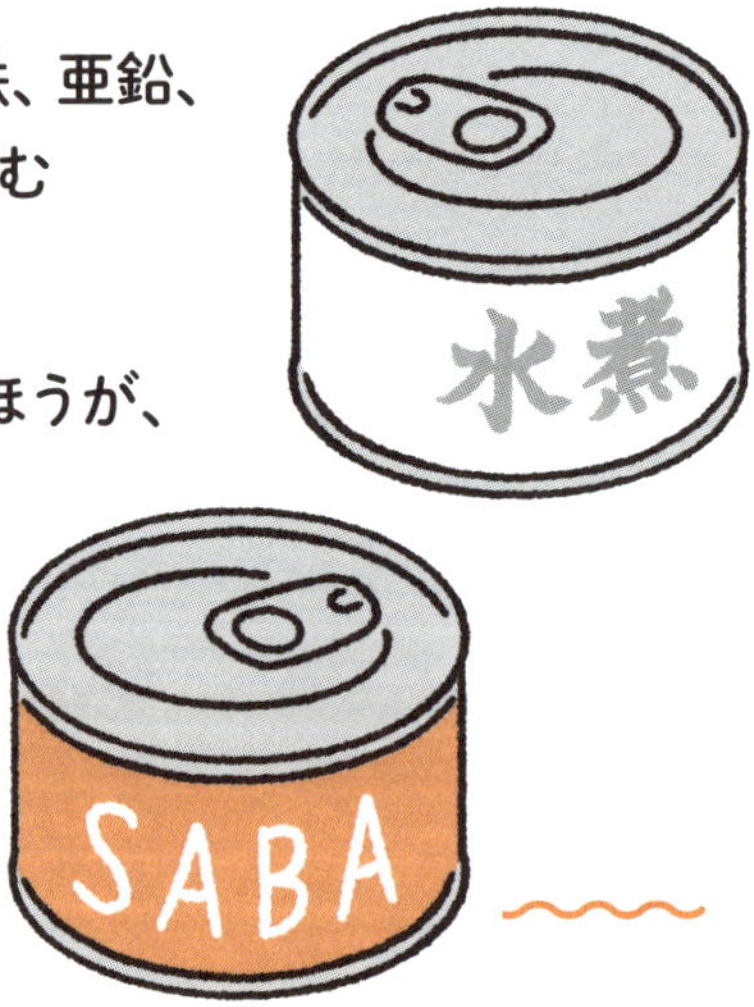

サバとサバ缶(100gあたり)の栄養を比較

	たんぱく質	鉄	亜鉛	ビタミンD	カルシウム	脂質
生サバ	約21g	1.2mg	1.1mg	5.1μg	6mg	約17g
塩サバ	約26g	2.0mg	0.6mg	11.0μg	27mg	約19g
サバ水煮缶	**約21g**	**1.6mg**	**1.7mg**	**11.0μg**	**260mg**	**約11g**
サバ味噌煮缶	約16g	2. 0mg	1. 2mg	5.0μg	210mg	約14g

「日本食品標準成分表(八訂) 増補 2023年」

選ぶべきはサバ水煮缶

魚介を取り入れる際におすすめしたいのがサバ水煮缶です。「加工したサバより新鮮なサバのほうが体にいいのでは?」と思った方もいるのではないでしょうか。しかし、答えはノー。サバ水煮缶の栄養価は、生サバや塩サバに劣ることはありません。むしろ優れている部分もあるのです。

生サバ、塩サバ、サバ水煮缶、サバ味噌煮缶の100gあたりの栄養価を比較してみましょう(上記表参照)。

いずれも、骨の材料になるたんぱく質、カルシウムのほかにも、身長を伸ばすために欠かせない5つの栄養素がすべて含まれています(88ページ参照)。なかでも**サバ水煮缶は、カルシウムの量が多く、不足しがちな鉄や亜鉛、ビタミンDもしっかり含まれています**。味噌煮缶よりたんぱく質、カルシウム、亜鉛、ビタミンDの量も豊富です。

サバ缶は、サバを骨ごとぶつ切りにして缶に入れて加熱しているため、骨に含まれるカルシウムも逃さず摂取できます。刺身や焼き魚ではかなわない、サバ缶ならではのメリットです。

サバに含まれるオメガ3が神経の発達を促す

サバ水煮缶100gあたりには、約11gの脂質が含まれています。脂質が多いとなると、肥満、そして身長の伸び率低下のリスクがある早熟が気になり、避けたくなるかもしれません。しかし、**サバなどの青魚に含まれる脂質は積極的に摂ってください**。なぜなら、人間の体内では合成できない「必須脂肪酸」のオメガ3が多く含まれているからです。オメガ3は、血液サラサラ効果があることで知られていますが、子どもの成長にも欠かせない栄養素です。

特に注目したいのは、**脳神経の発達を促す働き**です。脳は心身のあらゆる機能を操る司令塔。身長を伸ばすのに欠かせない成長ホルモンも、脳の指令によって分泌されるのですから、脳の健やかな成長はとても大切です。

また、体内の炎症を抑える働きがあることから、**運動によって傷ついた筋肉の修復にも有効**。疲労回復効果もあることから、アスリートも積極的に取り入れている栄養素です。

オメガ3にはたくさんのメリットがありますが、酸化に弱いという弱点があります。サバ缶の場合、缶を開けた瞬間から酸化が始まるので、開封後は早めに食べきるようにしてください。また、熱によっても酸化が進むので、加熱せずに食べるのがベスト。缶汁にもオメガ3が含まれていますが、身にも十分含まれていますから缶汁は無理をして摂る必要はありません。

身長先生式レシピ

加熱不要でオメガ3を効率よく補給

サバ缶ビビンバ

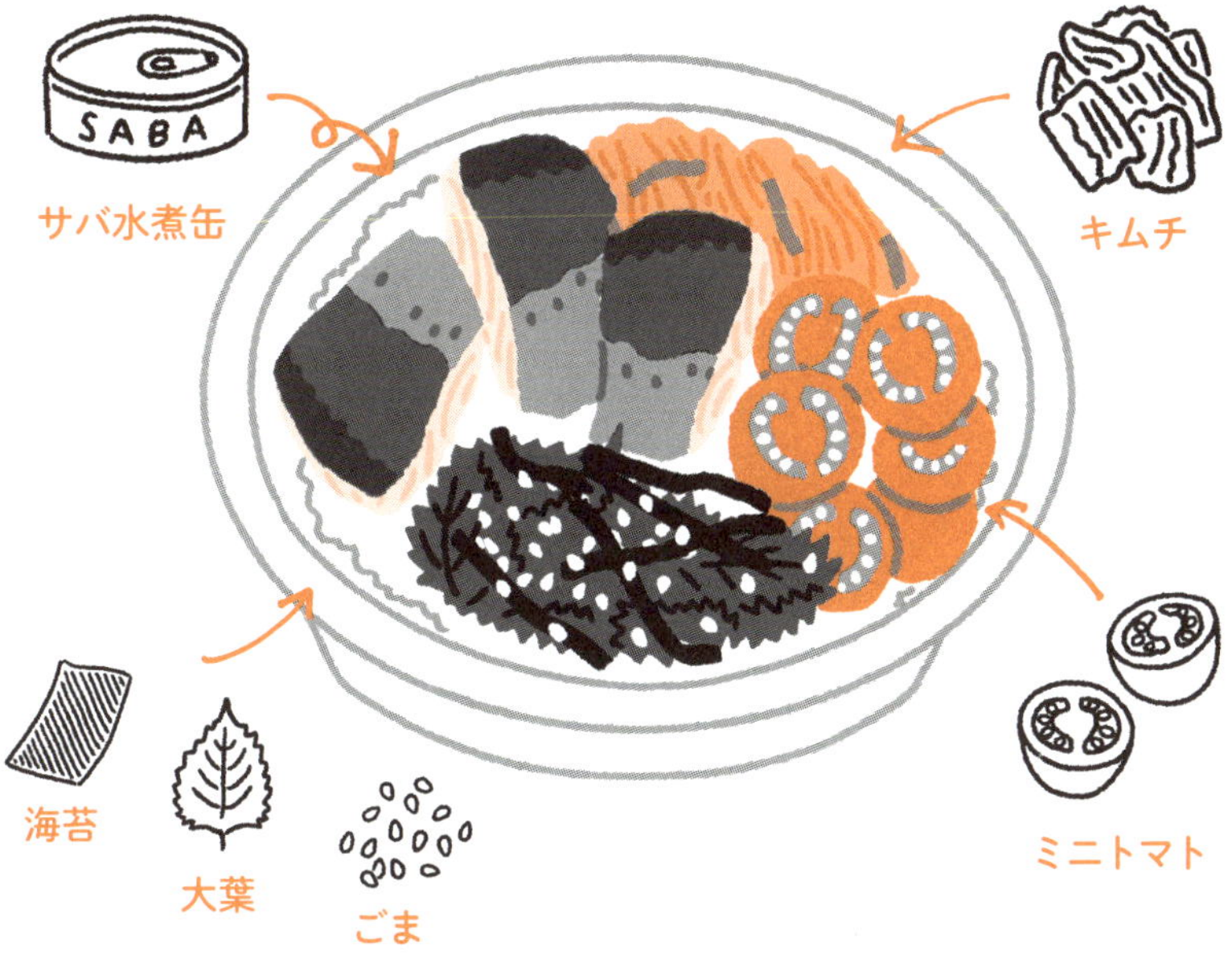

材料（1人分）

ごはん…茶碗1杯分
サバ水煮缶…1/2缶
ミニトマト…3個
キムチ…30g
大葉…2枚
海苔…適量
炒りごま…適量
ポン酢…適量

つくり方

1 サバは汁気をきって軽くほぐす。ミニトマトは半分に切る。

2 ごはんにサバ、ミニトマト、キムチをのせ、ちぎった大葉、刻んだ海苔、ごまをふり、ポン酢をかける。

※水菜など、好みの野菜をプラスしてもOK

POINT

体脂肪が多い子どもには

》ごはんを少し減らし、レタスなどをプラス。

やせている子どもには

》ゆで卵やベビーチーズ、ごま油をプラス。

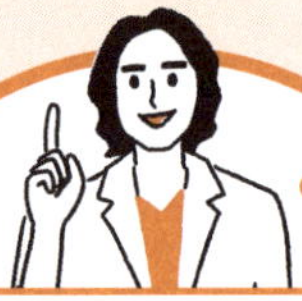

身長先生の

基礎講座 3

脂質について

脂質はバランスが大事。賢く選んで成長の味方に

成長期の子どもにとっては、脂質も重要な栄養素です。まずは脂質の役目を整理しておきましょう。

①体を構成するすべての細胞の材料になる
②1gあたり9㎉の効率のよいエネルギー源となる
③成長ホルモン、酵素といった分泌物の材料になる
④脂溶性《しょうせい》ビタミンの吸収を促進させる
⑤体温の維持、内臓の保護などをする

左ページの図のように、「体の材料になる」「エネルギーになる」「体の機能を整える」という、生命活動を支える3本柱すべてに脂質がかかわっていることがわかります。

しかし、脂質の摂取量には注意が必要です。24ページで解説したように、脂質の摂りすぎは肥満を招き、肥満は早熟を招き、早熟によって身長は伸びにくくなる可能性があります。一方で、脂質の摂取量が少なすぎて摂取エネルギーが不足しても、成長のためのエネルギーが足りず、身長が伸びにくくなります。

脂質の摂取量は子どもの状態に合わせてコントロールする必要があるのです。

摂取量をコントロールする際のポイントが脂質の種類です。

脂質も生命活動を支える重要な栄養素！

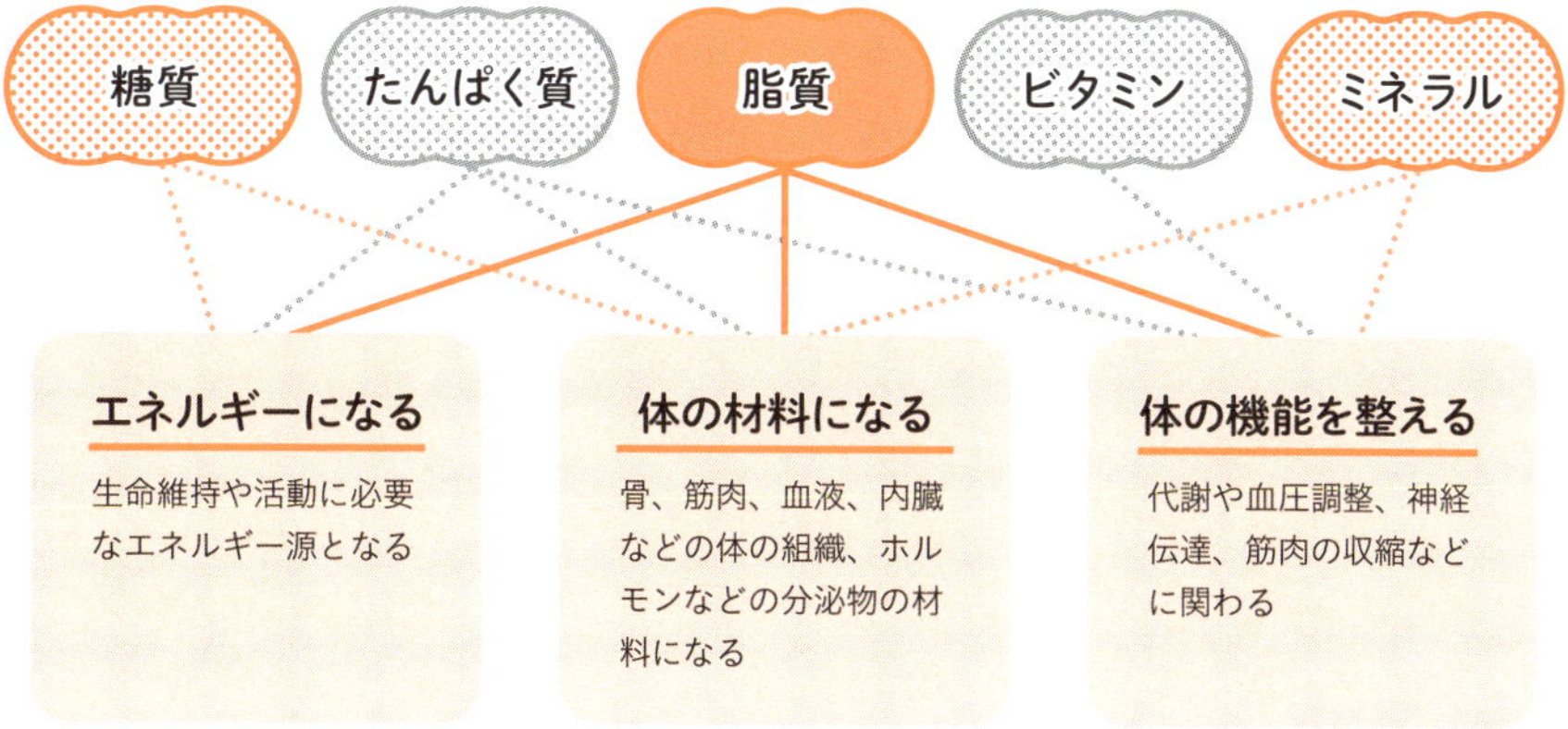
糖質
たんぱく質
脂質
ビタミン
ミネラル
エネルギーになる
生命維持や活動に必要なエネルギー源となる
体の材料になる
骨、筋肉、血液、内臓などの体の組織、ホルモンなどの分泌物の材料になる
体の機能を整える
代謝や血圧調整、神経伝達、筋肉の収縮などに関わる

脂質は構成する脂肪酸によって分類され、バランスよく摂ることが大切ですが、日本人の多くがバランスよく摂れていません。子どもの成長、健康を考えるうえでも改善したい課題です。

そこで、子どものタイプ別に、減らすべき脂質、増やすべき脂質を、取り組んでいただきたい順番にまとめました。75ページの図解と合わせて見てください。

●肥満気味の子ども

減らす脂質

①飽和脂肪酸（肉類の脂、バターなど）
②オメガ6（サラダ油など）
③オメガ9（オリーブオイルなど）

増やす脂質

①オメガ3（青魚の脂、エゴマ油、アマニ油など）
②中《ちゅう》鎖《さ》脂肪酸《しぼうさん》（MCTオイル、ココナッツオイルなど）

●やせている子ども

増やす脂質

①オメガ3（青魚の脂、エゴマ油、アマニ油など）

②中鎖脂肪酸（ＭＣＴオイル、ココナッツオイルなど）
③飽和脂肪酸（肉類の脂、バターなど）
④オメガ９（オリーブオイルなど）

●肥満でもやせでもない子ども

減らす脂質

①オメガ６（サラダ油など）
②オメガ９（オリーブオイルなど）

増やす脂質

①オメガ３（青魚の脂、エゴマ油、アマニ油など）
②中鎖脂肪酸（ＭＣＴオイル、ココナッツオイルなど）

子どもの体脂肪率をこまめに計測しながら脂質の摂取量をコントロールするのが理想ですが、一般的な体脂肪計で子どもの体脂肪率を正しく計測するのは難しいケースが多いでしょう（子ども用の体脂肪計も市販されていますが、どこまで正確に測れるかは検証中です）。

ご家庭で子どもの体脂肪率をおおまかに把握する方法として提案したいのが「お腹のお肉を軽くつまむ」です。やせている子ども、標準的な体脂肪率の子どもはお腹のお肉をほとんどつまめませんが、体脂肪が多くなると、１㎝、２㎝とつまめるようになります。あくまで目安ですが、子どもの状態を把握するという意味では、定期的に確認する価値はあるでしょう。

脂質の種類と摂り方のポイント

特に体脂肪が多い子どもは

摂りすぎ注意

飽和脂肪酸

・常温で固体
・エネルギーになる
・細胞の材料になる

肉類の脂、バターなど

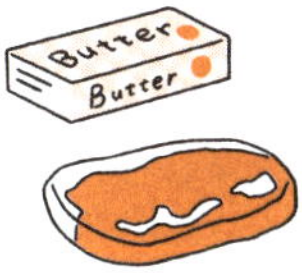

不飽和脂肪酸

・常温で液体
・エネルギーになる
・細胞の材料になる

中鎖脂肪酸（MCT）

・消化吸収がよく、すぐにエネルギー化される
・体脂肪の燃焼を促進する

MCTオイル、ココナッツオイルなど

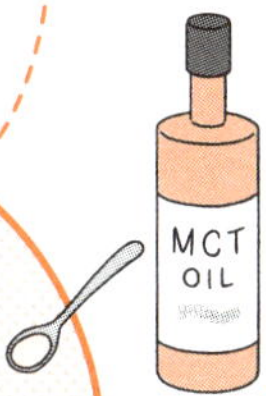

1日に小さじ1摂りたい

特に体脂肪が多い子どもは

摂りすぎ注意

オメガ9

・オレイン酸が代表的
・悪玉コレステロールを減らす

オリーブオイル、米油など

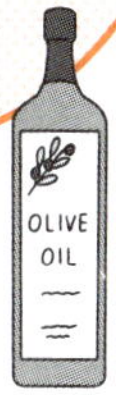

オメガ3

・EPA・DHAが代表的
・脳の発育や機能向上を促進する

青魚の脂、エゴマ油、アマニ油など

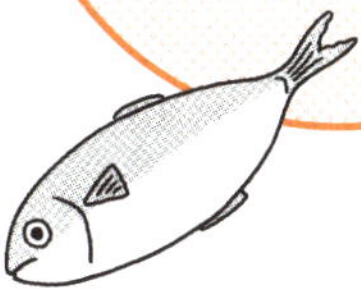

積極的に摂りたい

オメガ6

・リノール酸が代表的
・認知機能を向上させる

サラダ油、コーン油など

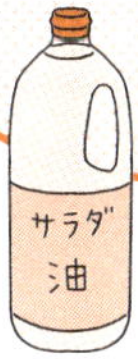

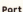

摂りすぎ注意

特に体脂肪が多い子どもは

成長食の
ルール

10

やせている子どもには唐揚げを

たんぱく質量を減らさず脂質を増やし、効率よくエネルギーを補給

唐揚げの栄養ポイント

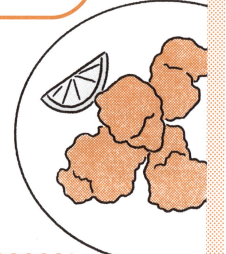

1. 鶏肉に含まれる豊富なたんぱく質を摂れる
2. 高エネルギーの脂質を含むので、少食の子どもにとっては、少量で摂取エネルギーを増やすことができる

エネルギー不足は身長の伸びを妨げる

成長期の子どもにとって、やせていることは決していいことではありません。

身長が伸びるということは、骨が伸びるだけではなく、内臓、筋肉、神経といった体中の組織も大きくなるということ。つまり、たくさんの栄養とエネルギーが必要なのです。

そんな**成長期にやせているということは、間違いなくエネルギー不足。身長を伸ばすことにまで栄養が回らなくなる可能性が高い**と言えます。

そこで私からの提案です。やせている子どもには鶏の唐揚げを積極的に食べさせてください。モモ肉、ムネ肉、ササミ、どれでも構いません。鶏肉が苦手なら豚肉や牛肉、サバやサーモンの唐揚げでも構いません。

「揚げ物は高脂質で体に悪いのでは?」と思われる方もいるでしょう。

しかし、それは生活習慣病を気にする大人の話。成長にどんどんエネルギーを使う子ども、特にやせている子どもにとって、高カロリーは決して悪いことではありません。鶏の唐揚げは、たんぱく質も多く含み、効率よく栄養を補給できるおすすめのメニューなのです。

ただし、唐揚げを積極的に食べた結果、体脂肪率が気になりはじめたら、食べる回数を減らしてください。

大切なのは、摂取エネルギーが不足することなく、かつ余ることもなく成長に使われることです。子どもの体つきの変化を見ながら、食べる回数、量を調整しましょう。

成長食の
ルール

11

MCTオイルを毎日ティースプーン1杯

やせている子には エネルギー源になり、 肥満の子には体脂肪燃焼に働く

MCTオイルの栄養ポイント

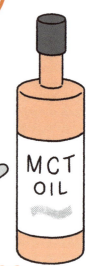

① 消化・吸収が速く、すばやくエネルギーとして利用され、体脂肪になりにくい

② やせている子どもには、効率のよいエネルギー源となる

③ 体脂肪が多い子どもには、体脂肪の減少を後押しする

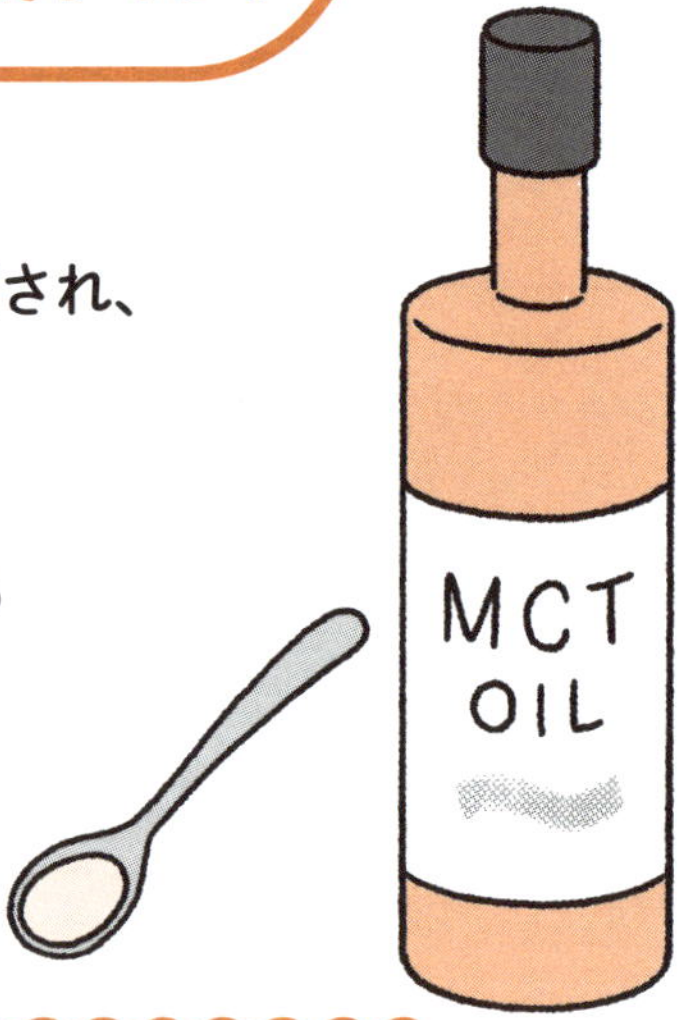

身長先生式レシピ

たんぱく質の補給にもぴったり！

カッテージチーズ＋MCTオイル

材料とつくり方

カッテージチーズ（1/2カップ・100g）にMCTオイル（ティースプーン1杯）を加えて混ぜ、好みで果物を加え、メープルシロップ（適量）をかける。

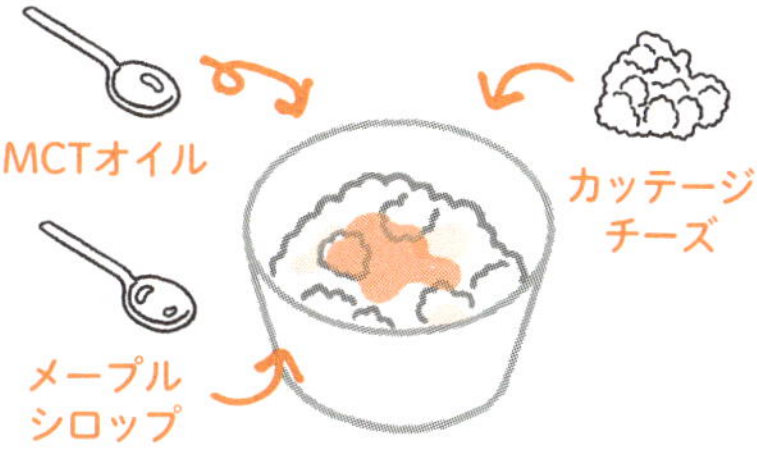

POINT

- MCTオイルは加熱せずに摂るのが鉄則
- MCTオイルの目安量は1日にティースプーン1杯
- カッテージチーズの代わりにプレーンヨーグルトでもOK
- お腹の調子が悪くなる場合は、摂るのを中止する

なぜMCTオイルがいいのか？

MCTオイルは、**体脂肪が多めの子どもにも、やせている子どもにもおすすめできる**万能の働きを持っています。

MCTオイルの「MCT」は「中鎖脂肪酸」という意味です。中鎖脂肪酸は飽和脂肪酸に含まれる脂肪酸の一種で、ココナッツや母乳にも含まれています。消化機能が未熟な赤ちゃんは、母乳から中鎖脂肪酸を摂取し、効率よく栄養を利用しているのです。また、中鎖脂肪酸は、食欲を増進させる「グレリン」というホルモンを活性化させることがわかっています。

つまり、食欲を増進させて栄養摂取量を増加させるのも中鎖脂肪酸の働きの1つ。これは成長を後押しする働きともいえるでしょう。

MCTオイルは素早くエネルギーになるという特徴があります。継続摂取によって運動時の脂肪燃焼が促進されることがわかっているので、肥満の子どもにもおすすめです。朝食で摂れば、通学や学校での活動で脂肪の燃焼が促されるでしょう。

※MCTオイルは沸点が低いため、加熱調理には使わないでください。

成長食の
ルール

12

大豆食品はできるだけ食べない

大豆に含まれるイソフラボンは身長の伸びを妨げるおそれがある！

大豆食品に関する注意点

① 大豆に含まれるイソフラボンには早熟を招くおそれがあり、早熟は身長が低くなるおそれがある

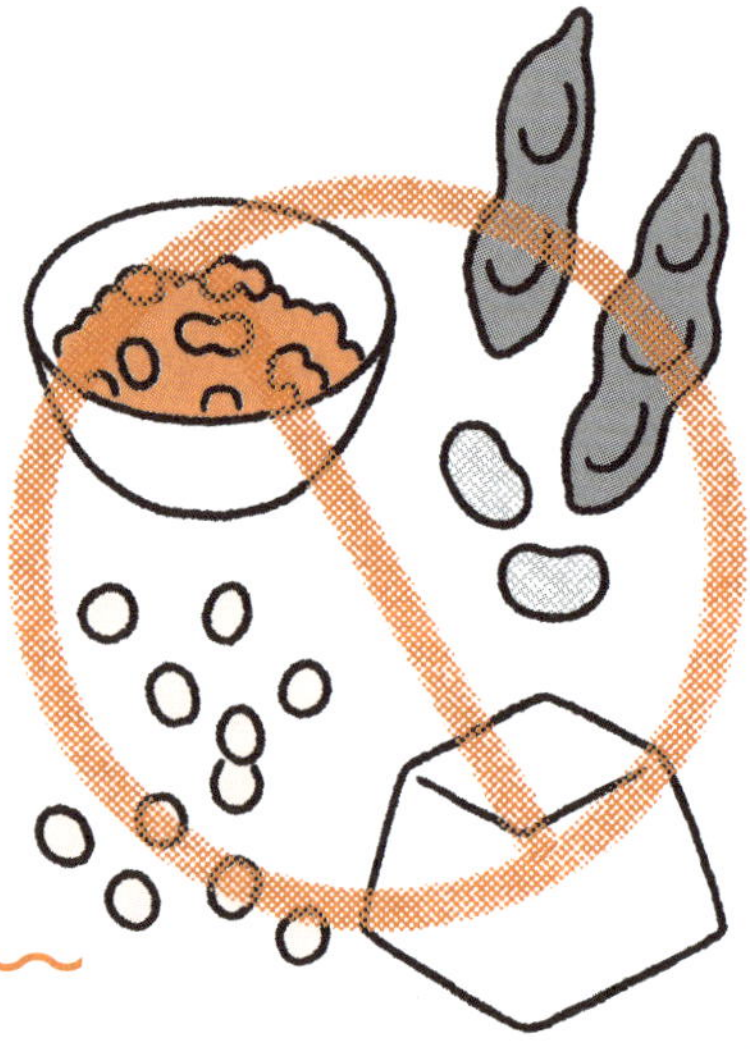

身長の伸びを妨げる可能性がある限り、控えるのがベター

大豆は栄養価が高い食べ物です。さらに、大豆に含まれるイソフラボンは、女性ホルモンに似た働きをすることから、美容と健康によいことが知られています。しかし、**私は、成長期の子どもにとって大豆食品は注意すべき食材だと考えています。**その理由が次の2つの論文にあります。

①韓国の約8歳の女子を対象にした論文。思春期が病的に早い「思春期早発症」の女子と、思春期が早くなかった女子の血中イソフラボン濃度を比較したところ、思春期早発症の女子のほうが血中イソフラボン濃度が高い子の割合が多かった。

②ブラジルの内科の医師が、多くの論文を分析・評価した論文。大豆を多く摂取している子どもたちと、まったく摂取していない子どもたちを調査した論文などを多く集め、解析した結果、イソフラボンと身長の間に関連性は認められなかった。

つまり、イソフラボンは身長の伸びに影響があるかもしれないし、ないかもしれないということです。しかし、**イソフラボンによって思春期が早くなる=成長が止まる可能性が否定できないなら、控えるべき**だと私は考えます。

給食でときどき食べるぶんには問題ありませんが、家庭での食事においては、成長期の間だけでいいので、納豆、豆腐、味噌、枝豆などの大豆食品をチーズやヨーグルト、魚肉練り製品に替えることをおすすめします。

成長食の
ルール

13

食感のアクセントで噛む回数を増やす

食感のよい食べ物で
噛む回数が増えると、
成長ホルモンが分泌される

よく噛むことのメリット

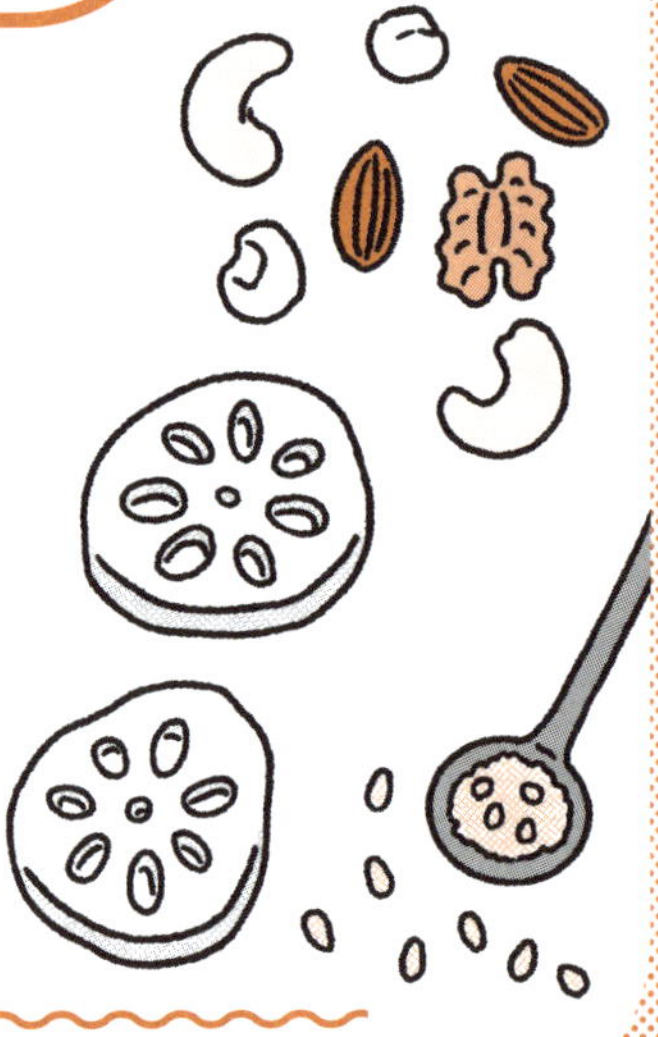

① 肥満気味の子どもは、
噛むことで満腹中枢《まんぷくちゅうすう》が刺激されて
食べすぎを防げる

② 噛むことで唾液の分泌が促され、
成長ホルモンが分泌される

③ 咀嚼という筋肉運動で分泌される
マイオカインが成長に役立つ

噛むことは身長の伸びを後押しする

よく噛むと食べたものの消化がよくなることは、ご存じだと思いますが、噛むメリットはほかにもたくさんあり、身長の伸びにも関係します。その理由を見ていきましょう。

①よく噛むことで肥満のリスクが低下

噛む回数や食べるスピードと肥満の関係についての調査はたくさん行われており、子どもを対象にした調査でも、咀嚼《そしゃく》回数が少ない子どもは、咀嚼回数が多い子どもに比べて肥満が多いことがわかっています。

6歳から継続的な早食い習慣がある子どもは、早食い習慣がない子どもよりも12歳時のBMI（肥満度を表す体格指数）が有意に高かったという報告があります。また、女子に関しては、9歳と10歳で早食いの子は3年後に肥満になる割合が有意に高くなるという結果も。

24ページでお伝えしたように、肥満は早熟を招き、早熟は身長の伸びを悪くする可能性がありますから、よく噛んで食べることと身長の伸びは確かに関連があるといえるのです。

②唾液中に成長ホルモンの一種「パロチン」が分泌される

よく噛むことで唾液《だえき》がたくさん分泌されます。唾液にはアミラーゼというデンプンを分解する消化酵素が含まれるほか、成長ホルモンの一種である「パロチン」も含まれています。

パロチンは別名「若返りのホルモン」。骨や筋肉の発達を促す働きがあります。第一次性徴期の赤ちゃんは、食事をしているとき以外でも、たくさんのよだれを出します。これは体をどんどん成長させるために、たくさんの成長ホルモンを必要としているからです。思春期にあたる第二次性徴期も、よく噛んで唾液をしっかり出し、パロチンを多く分泌させることは、身長を伸ばすうえで有効といえるでしょう。

③咀嚼筋の運動で万能ホルモン「マイオカイン」が分泌される

マイオカインとは、筋肉運動によって分泌されるホルモンの総称で、現在約30種類が確認されています。マイオカインはそれぞれ異なった働きを持ち、体のあらゆるところに作用することから「万能ホルモン」とも呼ばれています。

マイオカインの効果には、骨の成長促進、筋肉の合成や修復促進、脳神経細胞の活性化、脂肪の燃焼促進などがあり、子どもの身長を伸ばすために役立つことは間違いありません。

マイオカインを分泌させるためには、筋肉運動が欠かせないわけですが、実は、食事のときの咀嚼筋（噛むときに動く顔や頭の筋肉）の運動によっても分泌されることがわかっています。つまり、日々の食事でしっかり噛むことでマイオカインを分泌させることができるのです。

噛むことのメリットがわかったところで、実践していただきたいのが、食感のよいメニュー。料理にナッツやごま、レンコンなど、ザクザク、カリカリ、プチプチとした食感のものを加えることで噛む回数は自然と増え、日々の食事で身長の伸びを後押しできます。

身長先生式レシピ

ナッツで鉄＆亜鉛の強化にも

カムカムナッツハンバーグ

〈保存期間：冷蔵で3～4日〉

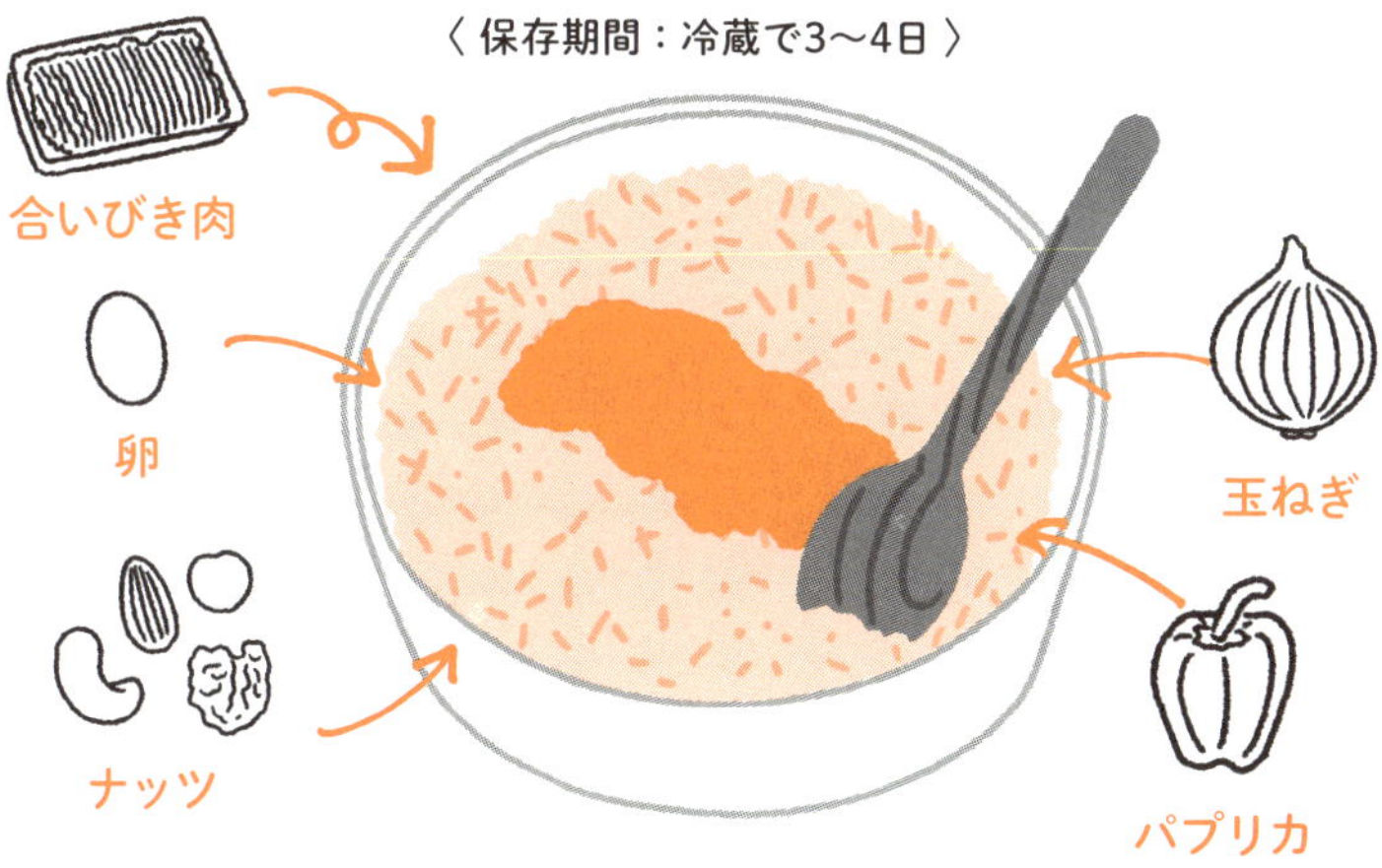

材料（つくりやすい分量・約3人分）

合いびき肉…300g
玉ねぎ…1/2個
パプリカ…1/4個
ミックスナッツ
（食塩無添加）…1/4カップ

A
卵… 1 個
塩…小さじ1/4
しょうゆ…小さじ 1

ケチャップまたは
ポン酢など…適量

つくり方

1 玉ねぎ、パプリカはみじん切りにする。ナッツは包丁で粗く刻む。

2 耐熱容器などに、ひき肉、1、Aを入れてよく混ぜる。

3 ラップをふんわりとかけ、電子レンジ(600w)で 8 分加熱し、そのまま 5 分置いて余熱で火をとおす。

4 スプーンですくって器に盛る。ケチャップやポン酢をかける。

※冷蔵保存後に食べる場合は電子レンジで加熱してください。

POINT

- ナッツは細かくしすぎず、噛みごたえを出す
- オイルを使わず、電子レンジで調理できる

体脂肪が多い子どもには

》牛赤身ひき肉や鶏ムネひき肉を使用し、ポン酢をかけて食べる

やせている子どもには

》肉だねの中にベビーチーズを入れたり、仕上げにスライスチーズをのせる

成長食の
ルール

14

ホールフードを こまめに取り入れる

食材の栄養を、手間なく無駄なく摂取する

ホールフードの栄養ポイント

① 食材の加工度が低いので、食材の栄養を効率よく摂れる

② ホールフードには子どもの身長を伸ばすために役立つ食品がたくさんある

③ 野菜やごまなどは、皮ごと食べることで噛みごたえが増す

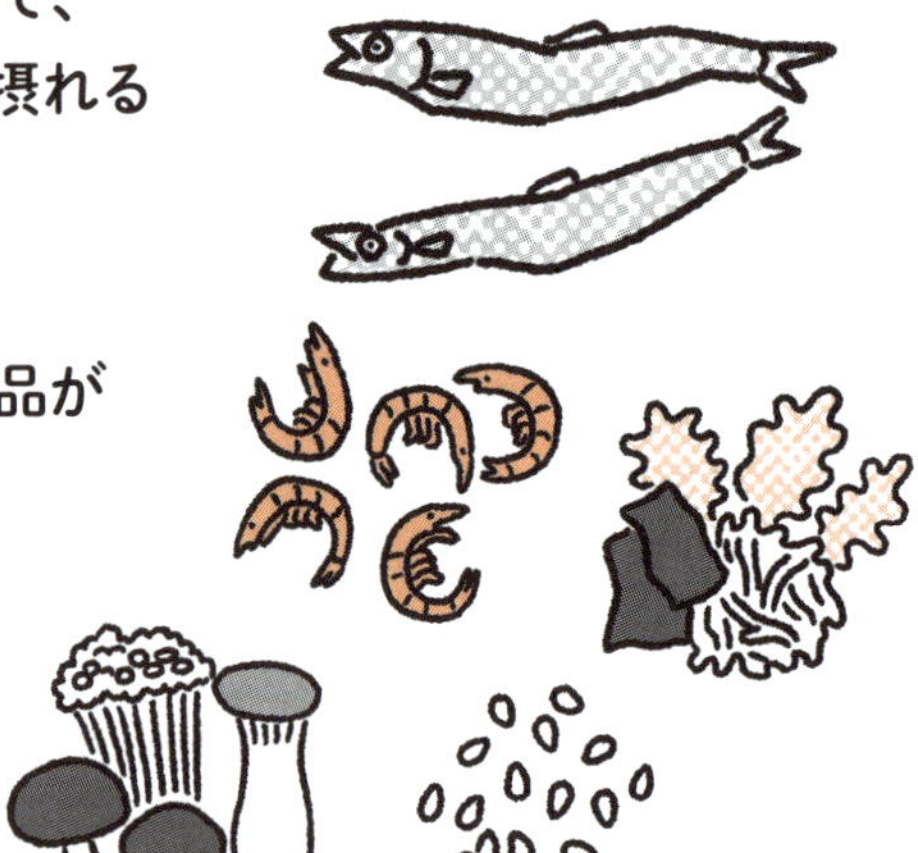

おすすめのホールフード

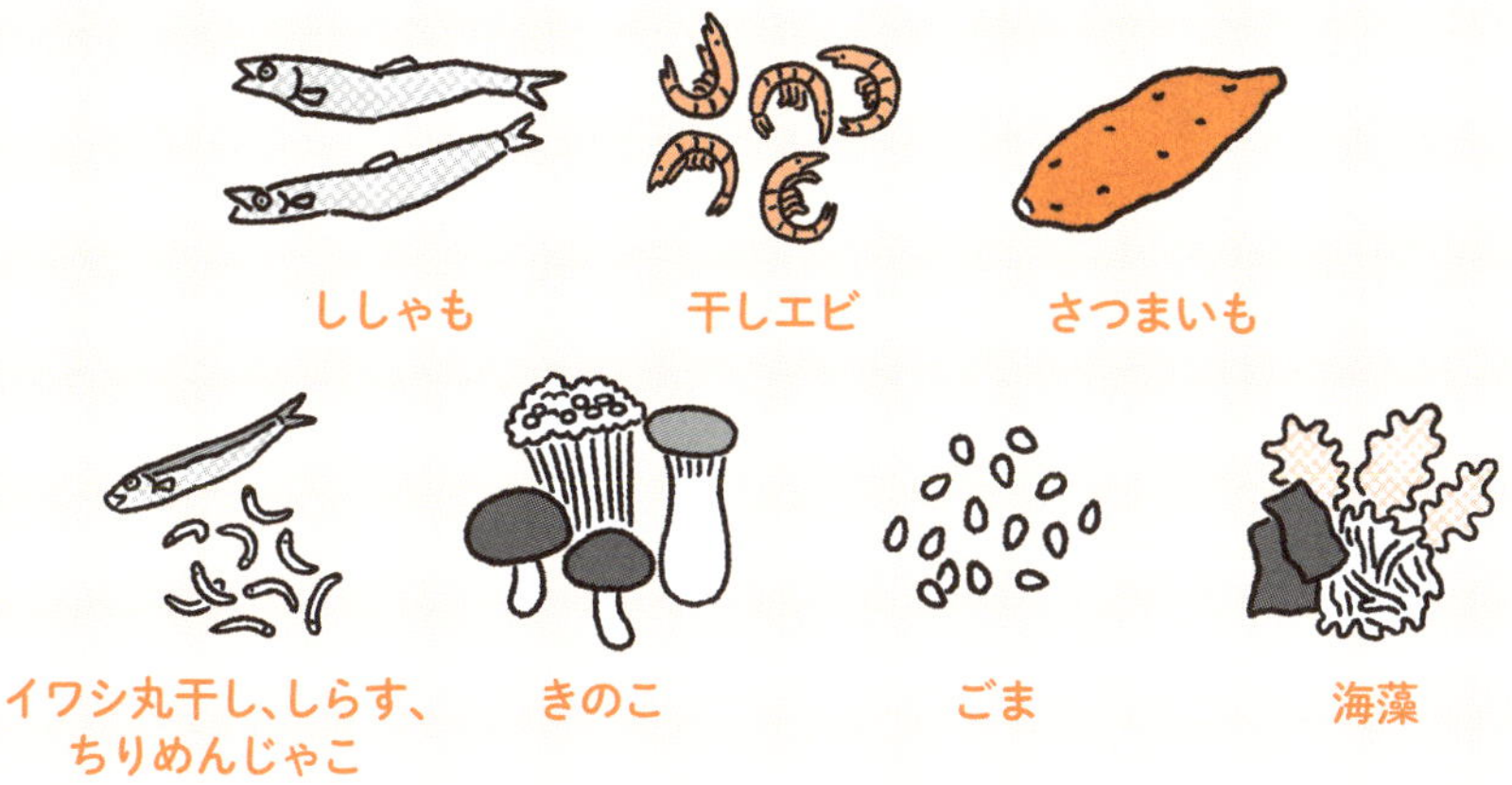
ししゃも
干しエビ
さつまいも
イワシ丸干し、しらす、
ちりめんじゃこ
きのこ
ごま
海藻

丸ごと食べれば栄養を多く摂れる

ホールフードとは、丸ごと食べる食材のことです。野菜なら皮をむかずに食べられるもの、魚なら頭から尾、骨まで食べられるもののことです。**ホールフードには、身長を伸ばすのに役立つ栄養を含むものがたくさんあります。**

たとえば、全粒粉小麦粉は、精製された小麦粉よりたんぱく質、カルシウム、マグネシウム、鉄、亜鉛、ビタミンB群のすべてが、かなり多く含まれています。

骨も内臓も丸ごと食べるしらす、ちりめんじゃこ、ししゃも、干しエビなどは、たんぱく質、カルシウム、鉄、亜鉛、ビタミンDが豊富。そのまま食べられるごまには、たんぱく質、脂質、鉄、カルシウムが含まれています。海藻類にはカルシウムや鉄。海苔にはたんぱく質も含まれています。しいたけなどのきのこ類はビタミンD、さつまいもなどはたんぱく質の代謝を促すビタミンB_6が多く含まれています。

料理の際も皮をむいたりする必要がないうえに栄養を無駄なく摂れるわけですから、ぜひ、こまめに取り入れてください。

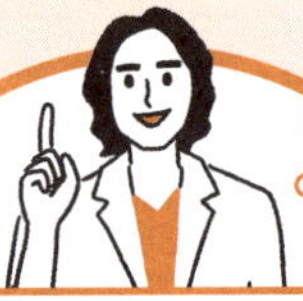

基礎講座4

身長を伸ばす5つの重要栄養素

重要度を理解することで 積極的に摂る意識が高まる

身長を伸ばすためにはたんぱく質が最重要とお伝えしてきましたが、ほかにも意識して摂りたい栄養素があります。それが、たんぱく質を含む次の5つの栄養素です。

①たんぱく質
②鉄
③亜鉛
④ビタミンD
⑤カルシウム

これらの栄養素の働きについて解説していきましょう。

①たんぱく質

36ページで解説したように「身長が伸びる」とは「骨が伸びる」ということです。ここでは、「骨の成長と骨代謝の仕組み」（次のページのイラスト参照）、に関わるたんぱく質と、切り離すことができないカルシウムについて併せて解説しましょう。

骨の構造を見てみると、鉄骨の建造物のようなつくりになっています。まず、基礎となる鉄骨（骨質）が網目のように張り巡らされており、その素材として使われているのがたんぱく質。

骨の成長と骨代謝の仕組み（イメージ）

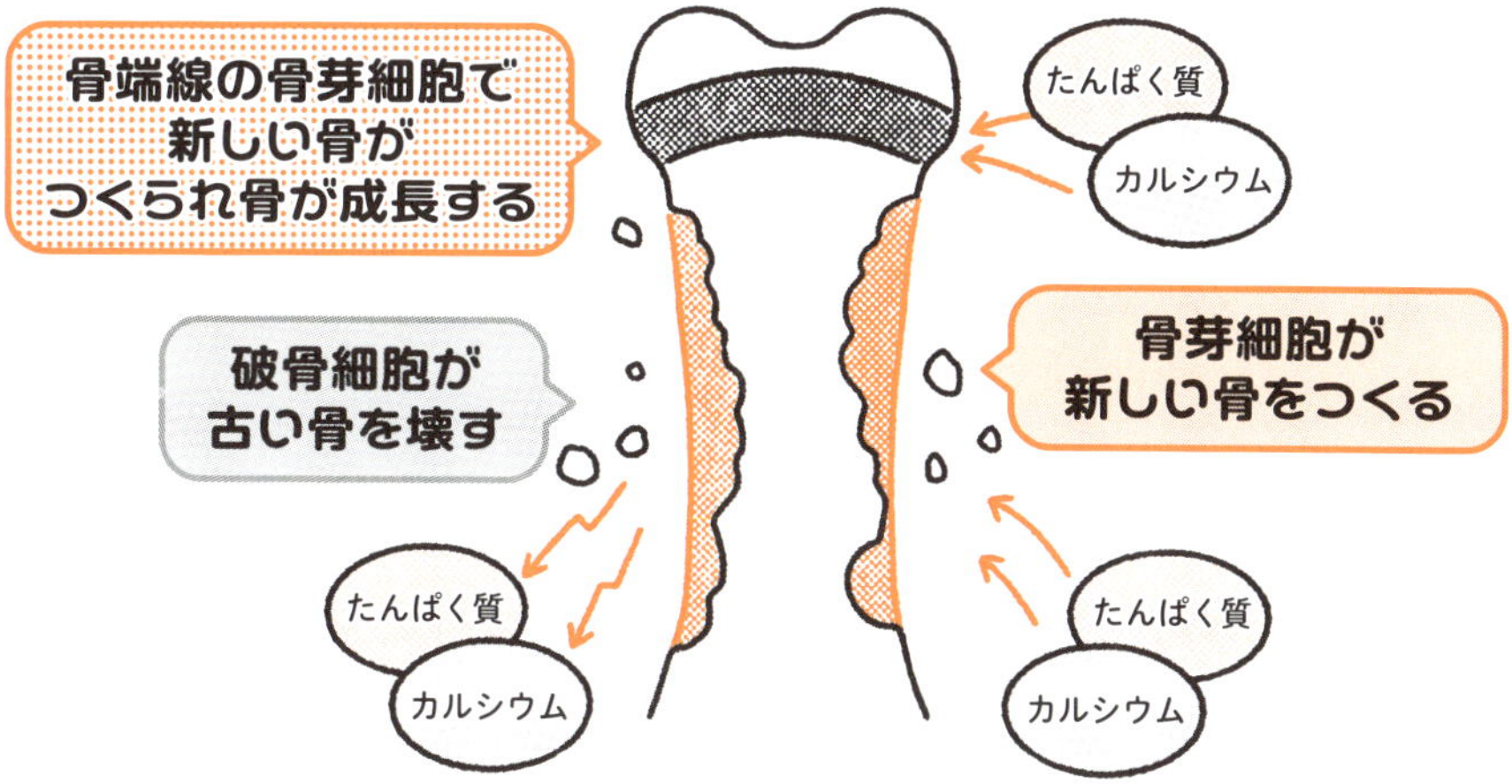

その基礎に付着して密度を高めて丈夫にするコンクリートのような役割を果たしているのがカルシウムです。

また、骨の組織は一度つくられたら終わりというわけではなく、破骨《はこつ》細胞が古い骨を破壊し、骨芽《こつが》細胞が新しい骨をつくる「骨代謝」を続けています。

成長期の骨は、破骨細胞、骨芽細胞が大人より多く、骨端線で新しい骨をつくって伸ばしながら、すでに完成している部分では、古い骨が破壊されて新しい骨が形成される骨代謝も活発に行われています。

そのため、成長期は骨の材料となるたんぱく質、カルシウムがたくさん必要になるのです。

②鉄

体内の鉄は約70％が筋肉や血液中に存在しています。血液中には鉄とたんぱく質が結びついたヘモグロビンがあり、体中の細胞に酸素を運搬しています。

鉄が不足すると、血液中のヘモグロビン濃度が低下し、貧血、疲労が起こりやすくなり、さらに成長にも支障があると考えられています。

WHO（世界保険機関）が公表している血中ヘモグロビン濃度の基準値（g／dL）は次のとおりです。

5歳未満：11以上、12歳未満：11・5以上、15歳未満：12以上、成人男性：13以上、成人女性：12以上

年齢とともにヘモグロビン濃度が高くなっています。体が大きくなると血液量も増え、そのぶんヘモグロビンの材料となる鉄もより多く必要になるということです。

特に成長期は、体が急激に大きくなるだけでなく、部活動などで汗をたくさんかいたり、筋肉の合成が活発になったりすることで、鉄が欠乏しやすくなります。また、女子は生理が始まることで鉄の必要量が増えるということも大事なポイントです。

③亜鉛

亜鉛は骨、歯、筋肉、肝臓、脳、髪などさまざまな組織に存在する微量ミネラルです。たんぱく質の合成や細胞の新陳代謝にかかわる酵素反応の活性化や成長ホルモンの分泌などに関与しているため、特に成長期にはたくさんの亜鉛が必要になります。

不足した状態が続くと、体中のあらゆる代謝が低下し、抜け毛や肌荒れ、口内炎、さらに味覚障害、食欲不振、成長障害などが起こります。

また、亜鉛欠乏とうつの関係も複数の論文で報告されています。うつの傾向があらわれると自律神経が乱れ、それが食事の乱れ、生活習慣の乱れにつながり、栄養状態が悪くなり、成長にも影響が及びます。

④ビタミンD

ビタミンDは腸内でカルシウムの吸収を促し、骨へのカルシウムの沈着を促進させて骨を成長させたり、骨を丈夫にするのに欠かせません。不足すると、骨の発達不良、低身長、O脚や背中が曲がる「くる病（骨軟化症）」の原因にもなります。

また、ビタミンDは神経伝達にもかかわっているため、筋肉や脳を正常に働かせるためにも不可欠です。

ビタミンDは紫外線を浴びることで皮膚で合成することができますが、日焼け止めを塗っている場合や、UV加工されたガラスを通した太陽光を浴びても合成することはできません。

⑤カルシウム

たんぱく質とともに骨の材料になるほか、ホルモンの分泌や神経伝達にも不可欠。体内では99％が骨、歯に、それ以外の1％は血液、筋肉、神経内に存在し、出血時の血液凝固、筋肉運動、神経の興奮抑制、ホルモンの分泌調整などを担っています。

これら5つの栄養素が、身長を伸ばすためにはもちろん、子どもの健やかな成長に欠かせないということがおわかりいただけたでしょうか。

この本で紹介している成長食のルールでは、これらの栄養素を上手に摂るためのコツも紹介していますので、ぜひ実践してみてください。

成長食の
ルール

15

週1回、レバーを食べる

レバーで鉄を効率よく補給

鉄のチェックポイント

① 約80%の子どもが鉄不足（当クリニック調べ）

② 成長期は鉄の摂取推奨量が最も多くなる（男子は12〜17歳、女子は10〜14歳が摂取推奨量のピーク）

③ 鉄欠乏性貧血の子どもは、正常値の子どもに比べて身長が低い

④ 鉄欠乏性貧血の子どもが、しっかりと鉄を補充した結果、身長が大幅に伸びた

⑤ レバーには吸収率が高いヘム鉄が多く含まれる

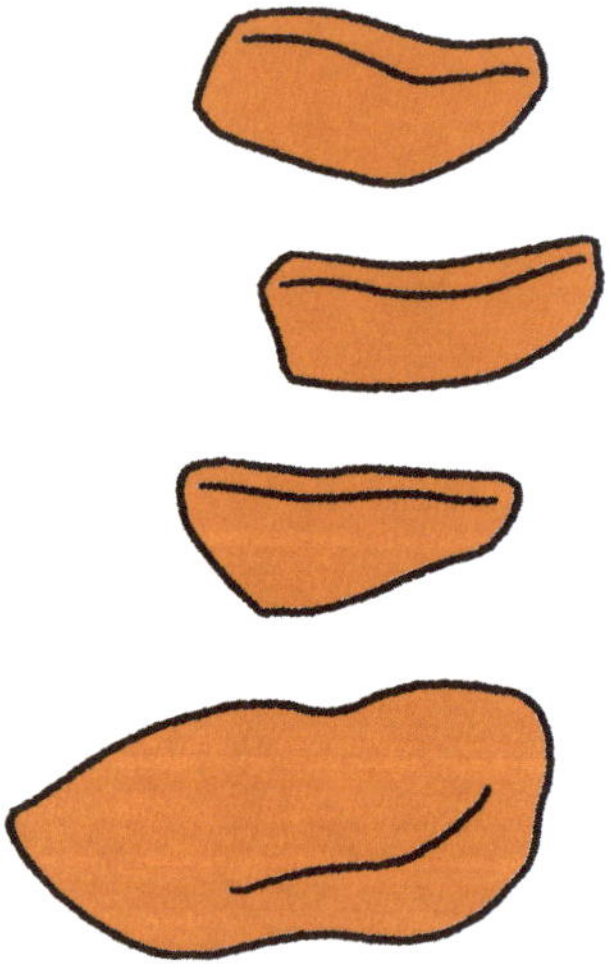

鉄は成長に欠かせない栄養素

なぜ、レバーをおすすめするのかというと、効率よく鉄を補給できる食材だからです。

89ページでも解説したように、鉄は身長を伸ばすために欠かせない栄養素です。厚生労働省の「日本人の食事摂取基準」(2020年版)では、鉄の1日あたりの摂取推奨量は男性では12〜17歳が最も多く10㎎、女性(妊婦を除く)では10〜14歳が最も多く、月経なしの場合8・5㎎、月経ありの場合12㎎。成長期の体は、多くの鉄を必要としているのです。

しかし、私のクリニックで160名の子どもの血液検査をしたところ、約80%が鉄不足という結果が出ました。身長を伸ばそうという意識が高い家庭の子どもたちですらこれだけ不足しているのですから、**ほとんどの子どもが鉄不足**と推測できます。

カタールで行われた興味深い研究結果があるので、見てみましょう。

対象は1歳半の鉄欠乏性貧血の子ども40名と、鉄欠乏性貧血ではない子ども40名。2つのグループを比較すると、鉄欠乏性貧血の子どものほうが身長が低く、年間成長率を比較すると貧血のない子どもたちは平均9・7㎝、鉄欠乏性貧血の子どもたちは平均7・5㎝。鉄欠乏性貧血の子どもたちは、年間成長率が約2㎝も低かったのです。

続いて、鉄欠乏性貧血の子どもたちに6カ月間しっかりと鉄を補給させ、貧血を改善した結果、年間成長率が平均13・2㎝にまで改善されました。

対象年齢が小さいとはいえ、鉄が身長の伸びに関与しているのは明らかです。

ヘム鉄が多く含まれるおもな食材

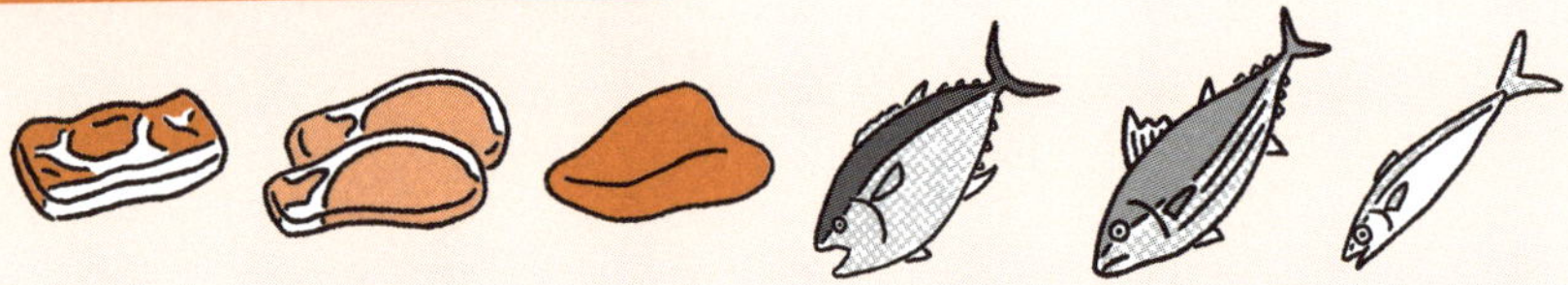
牛肉
豚肉
レバー
マグロ
カツオ
サバ

非ヘム鉄が多く含まれるおもな食材

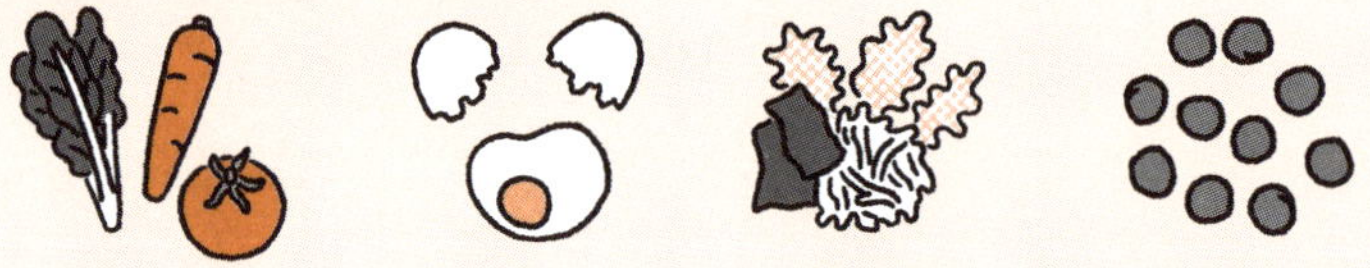
緑黄色野菜
卵
海藻類
グリンピース

※その他の食品は148ページで紹介しています

吸収率が低い鉄を効率よく摂るために

鉄には動物性食品に多く含まれるヘム鉄と、植物性商品に多く含まれる非ヘム鉄がありますが、どちらも吸収率がとても低く、動物性食品に含まれるヘム鉄が約20％、植物性食品に含まれる非ヘム鉄は約2～5％しか吸収されません。

効率よく鉄不足を解消するためには、植物性食品より吸収率が高い動物性食品に含まれるヘム鉄をメインに取り入れましょう。なかでもおすすめは含有量が多いレバーです。レバーの中で最も鉄の含有量が多いのは豚レバーですが、鶏レバーでも牛レバーでも構いません。

鉄が多く含まれるおもな食材（上記）、吸収率を上げる方法を紹介しておきますので、ご参考にしてください。

◉鉄の吸収率を上げる方法

・たんぱく質と一緒に摂る
・ビタミンCと一緒に摂る
・酢、かんきつ類、トマトなど酸味のあるものと一緒に摂る
・スキレットや鉄のフライパンなど、鉄製の調理道具を使う

身長先生式 レシピ

香ばしくて食べやすいメニューで鉄補給

レバーのカリカリ揚げ

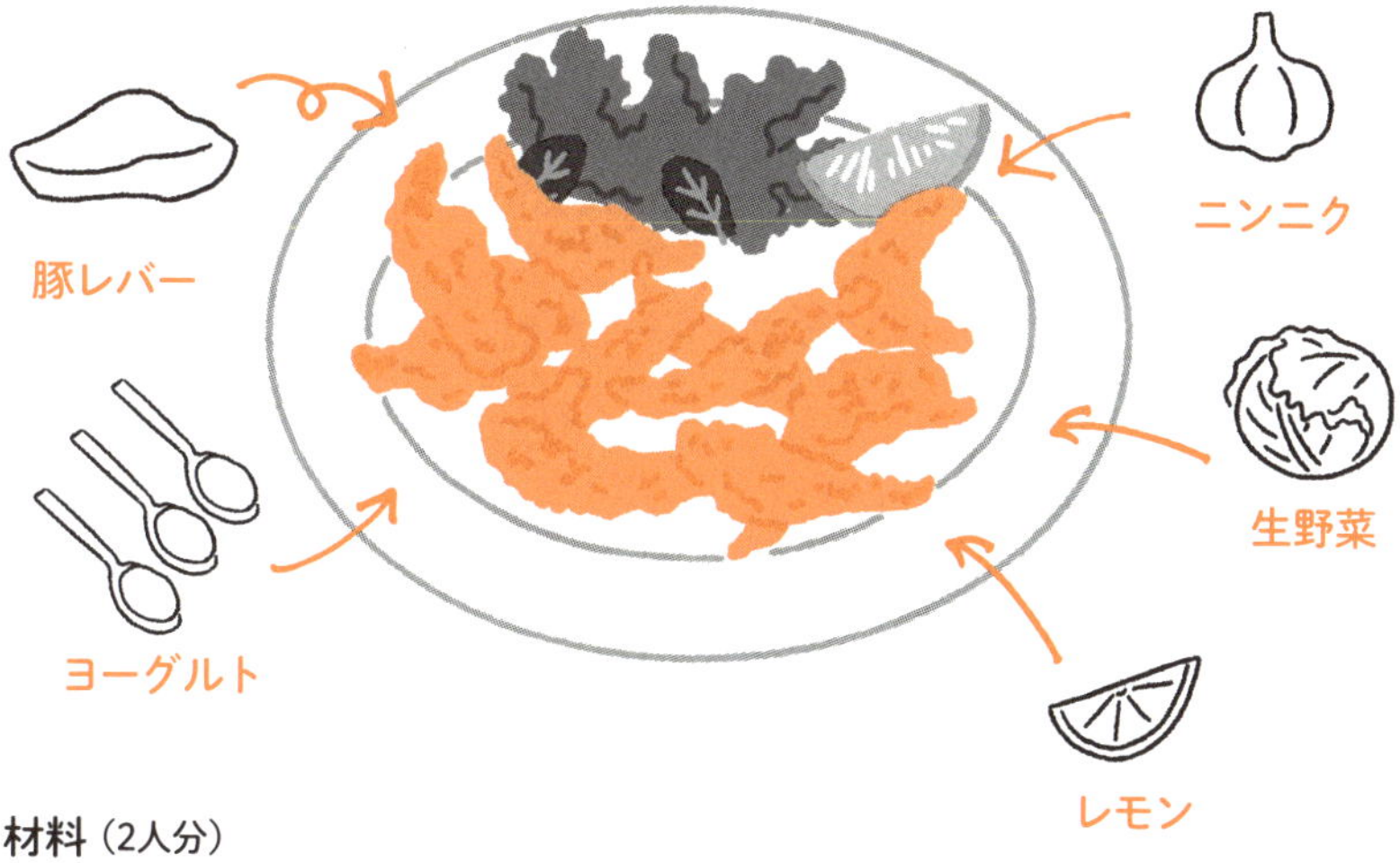

材料（2人分）

豚レバー…200g
A ヨーグルト…大さじ3
おろしニンニク …1かけ分
しょうゆ…小さじ2
小麦粉…大さじ5〜6
揚げ油、レタス、ミニトマト、レモンなど …各適量

つくり方

1 豚レバーは細切りにして水に浸してよく洗う。

2 キッチンペーパーで豚レバーの水気をよく拭きとり、ポリ袋に入れ、Aを加えてよくもみこみ、小麦粉をまぶす。

3 フライパンに底から5㎜ほど油を入れ、中火にかける。温まってきたら、2を広げながら入れて揚げ焼きにする。

4 両面がこんがりしたら、油をきって器に盛る。レタスやミニトマト、レモンなどの生野菜を添える。

POINT

- レバーはよく洗って臭みを抜く
- ヨーグルトで臭み消し&たんぱく質をプラス
- 細切りにしてカリッと揚げれば、レバーが苦手な子どもでも食べやすくなる
- レモンや生野菜を添えて、酸味とビタミンCを一緒に摂り、鉄の吸収率をアップ

成長食の
ルール

16

ごはんのおともは“ごまふりかけ”

ごまで手軽に亜鉛を補給

亜鉛のチェックポイント

① 約90%の子どもが亜鉛不足
（当クリニック調べ）

② 亜鉛が不足すると
成長ホルモンの分泌が
スムーズに行われなくなり、
身長の伸びが悪くなる

③ 亜鉛欠乏の子どもが
亜鉛を補給すると
身長が伸びた

④ ごまには亜鉛のほか、
カルシウム、鉄も含まれる

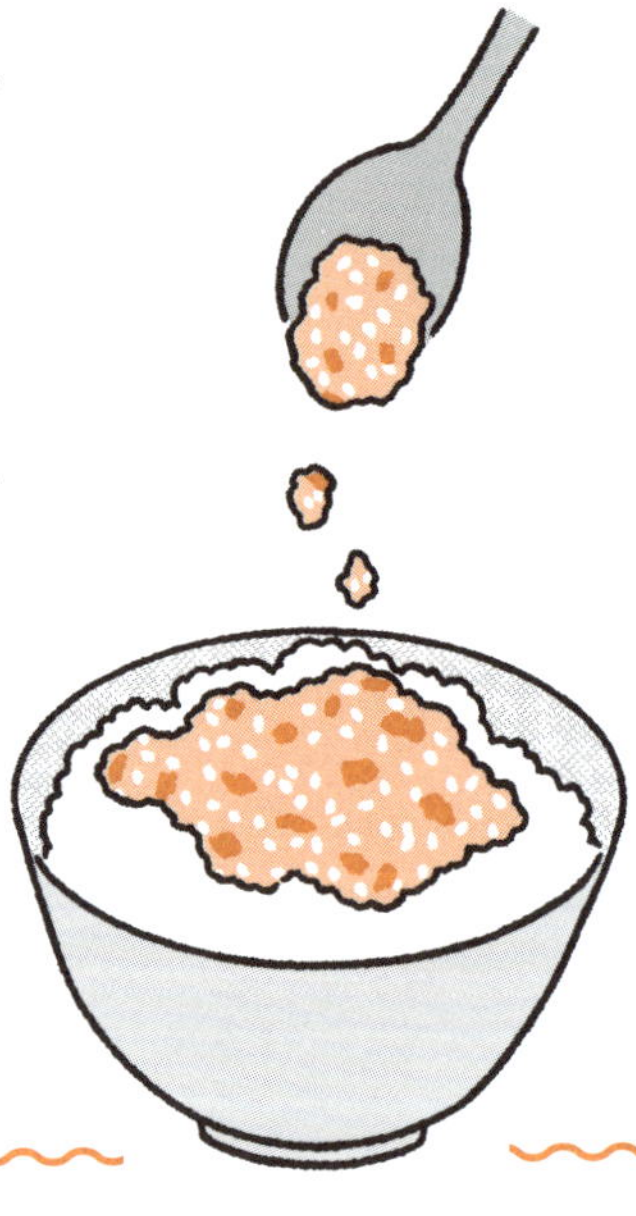

亜鉛不足を解消すれば身長は伸びる

亜鉛は、体内での代謝にかかわる酵素《こうそ》の活性化やホルモンの合成に関わっています。身長の伸びに欠かせない成長ホルモンも、亜鉛が不足していると正常に分泌されません。ほかにも、免疫力を高めたり、神経伝達にも関わるなど、重要な働きを担っています。しかし、当クリニックでの**血液検査では、約90％の子どもが亜鉛不足**という結果が出たのです。

東北大学大学院農学研究科名誉教授の駒井三千夫先生が発表した論文でも、亜鉛の摂取量は一般的に少なく、特に日本の子どもと高齢者、若い女性で亜鉛が不足している状況にあると記載があります。

タイで発表された亜鉛と身長に関する興味深い論文があるので紹介しましょう。テーマは「亜鉛を就学年齢に飲んだら身長が伸びるか？」です。対象は平均年齢8・9歳、亜鉛欠乏が多いエリアのタイの子ども140名（身長差はなし）。

偽薬（プラセボ）を飲む子ども70名・亜鉛サプリメントを飲む子ども70名、この2つのグループに分け、6カ月後の身長を比較した結果は次のとおりです。

- 偽薬（プラセボ）：平均＋4・7㎝
- 亜鉛サプリメント：平均＋5・6㎝

亜鉛サプリメントを飲んだグループのほうが身長が約1㎝高くなったということです。半年で1㎝というはっきりとした差が出たことがわかります。

亜鉛を多く含むおもな食材

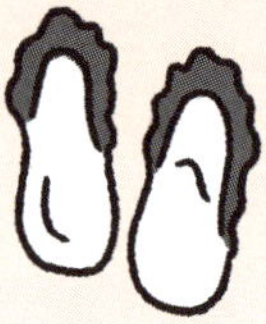

牡蠣

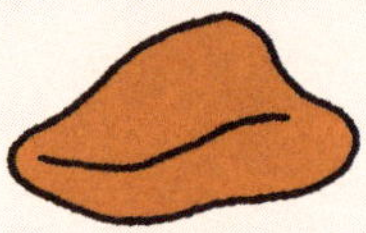

レバー（豚・牛・鶏）

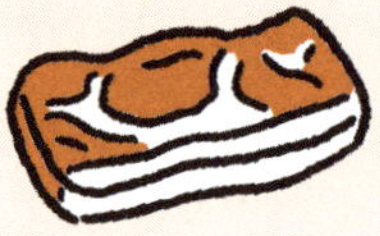

牛肉

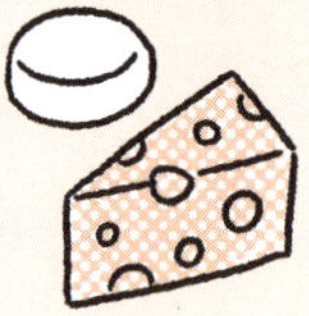

チーズ

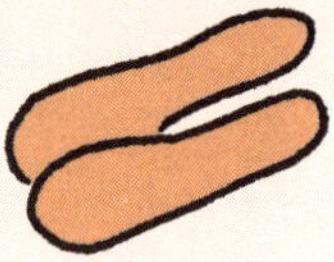

たらこ

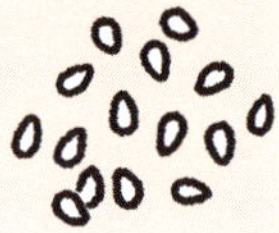

ごま

※その他の食品は149ページで紹介しています

なぜ、亜鉛は不足しやすいのか？

亜鉛不足の症状としては、**成長障害**（身長の伸びが悪くなる）、**味覚障害、口内炎、皮膚炎、情緒不安定などが挙げられます。こうした症状が続いたり、肌荒れを繰り返す場合は、亜鉛が足りていない可能性が高い**ということ。今すぐ亜鉛を含む食材を積極的に取り入れましょう。

亜鉛を多く含む食材を上記に紹介しておきます。特に多く含まれるのは、牡蠣《かき》、レバー、牛肉などですが、これらを毎日食べるのはなかなか難しいでしょう。このことも、亜鉛が不足しやすい理由のひとつと考えられます。

そこでおすすめしたいのが、ごまです。ごまを使ったふりかけを常備し、ごはんにかけたり、あえものやサラダなどにプラスすれば毎日手軽に亜鉛補給ができます。

95ページで鉄補給レシピとして紹介した「レバーのカリカリ揚げ」は、亜鉛補給にもおすすめです。レバーは、週1回のペースで摂り続けてください。

あえものやサラダにも使って
亜鉛をコツコツ補給

ごまカツオふりかけ

〈 保存期間：冷蔵で約1週間 〉

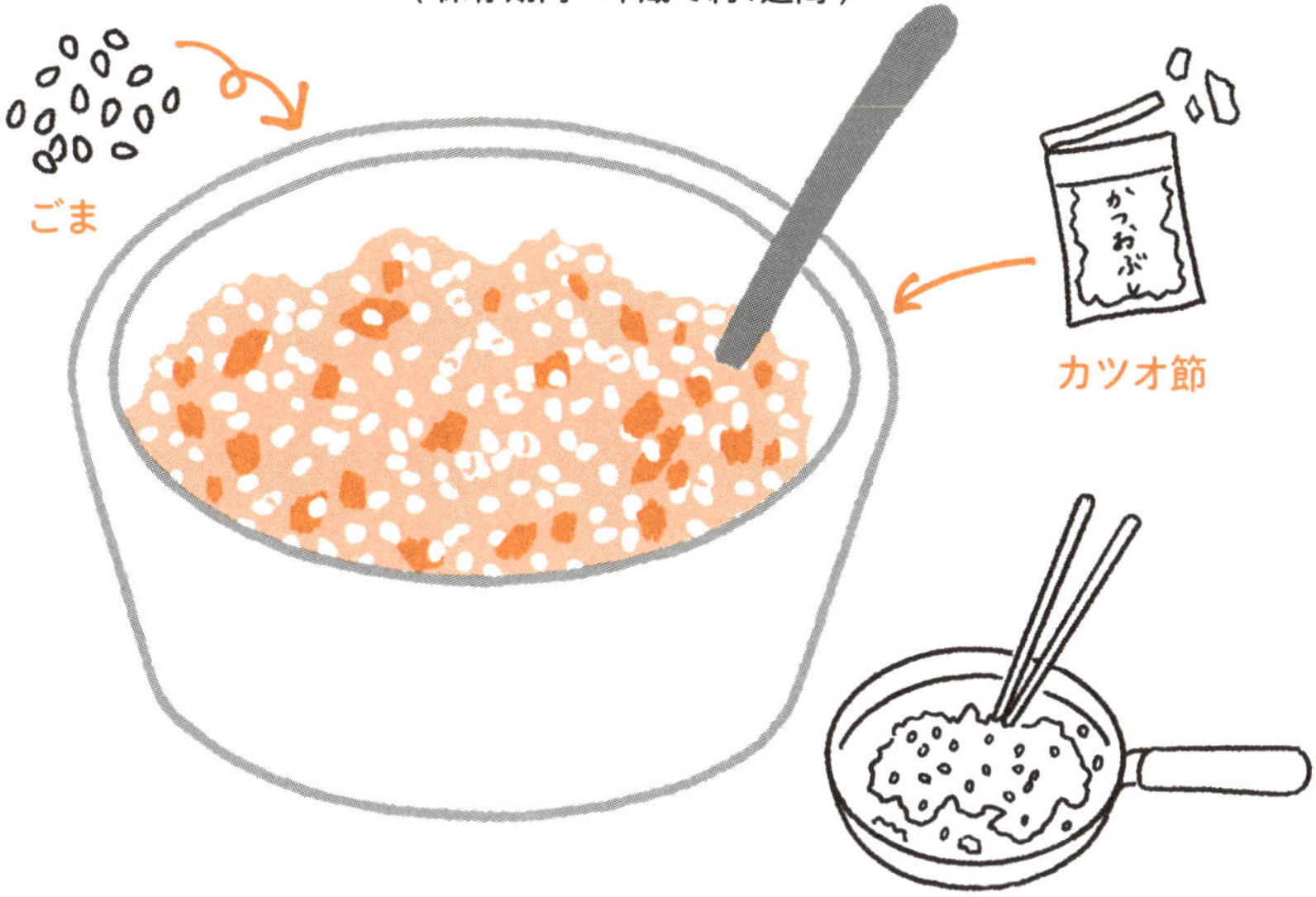

材料（つくりやすい分量）

炒りごま…50g
カツオ節… 5g
しょうゆ…小さじ2

つくり方

フライパンにごまを入れる。カツオ節は手でもんで細かくしながら加え、しょうゆを加えて混ぜる。弱火にかけ、軽く全体を炒り、香りが立ったら完成。粗熱がとれたら清潔な容器に入れて冷蔵保存する。

POINT

- 青海苔粉や刻んだ海苔を加えてもOK
- 粉チーズやちりめんじゃこを加えて、たんぱく質をプラスしても

成長食の
ルール

17

“レンチン鮭フレーク”をフル活用！

ビタミンDをこまめに補給

ビタミンDのチェックポイント

①96%の子どもがビタミンD不足（当クリニック調べ）

②ビタミンDは骨の形成促進に不可欠

③ビタミンDが不足すると骨がもろくなる

④ビタミンDの投与によるO脚の改善例もある

⑤鮭はビタミンDが豊富。
脂質にはオメガ3も含まれる

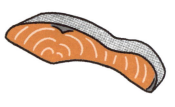

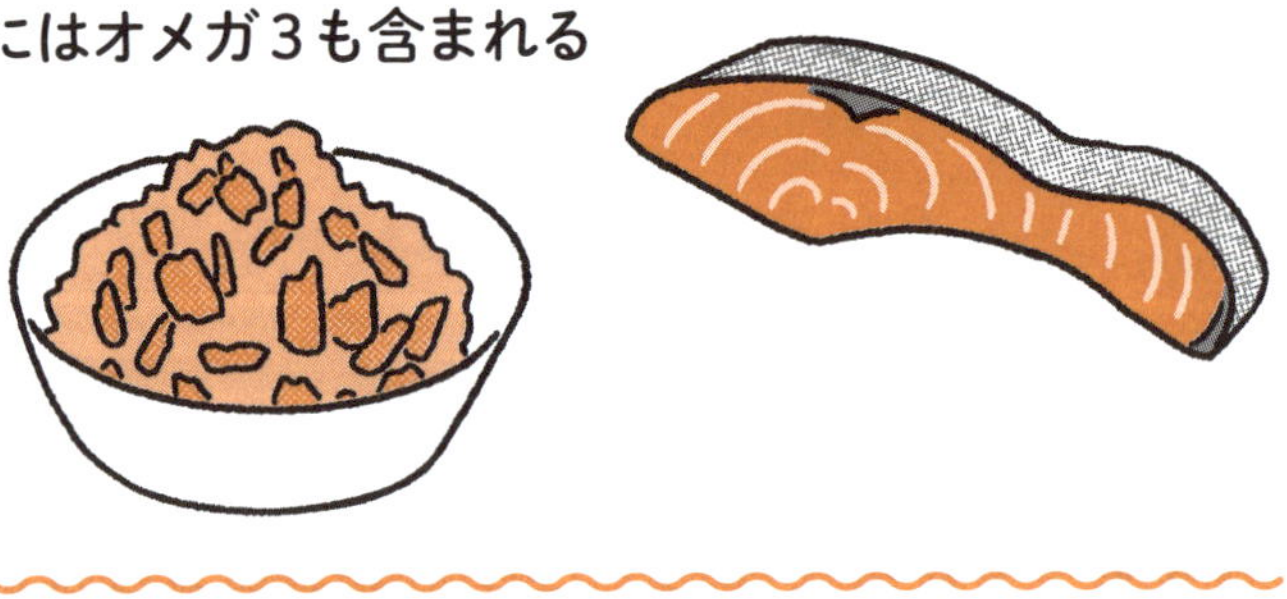

子どものビタミンD不足は深刻

ビタミンDは、骨の材料となるカルシウムの吸収を助けるほか、血中のカルシウム量をコントロールする働きがあります。また、O脚の子ども（4歳）にビタミンDを投与して、O脚が改善したという報告もあります。

骨を健やかに成長させ身長を伸ばすのに、ビタミンDが不可欠ということは間違いありません。しかし、私のクリニックで行った血液検査では、なんと**96％の子どもがビタミンD不足**という驚きの結果が出ました。

ビタミンDは、腸内細菌が合成する一部のビタミンを除けば、人体が唯一つくることができるビタミンです。太陽の光を浴びると皮膚でビタミンDが生成されるのです。

しかし、コロナ禍による自粛生活、猛暑、日焼け止めを塗る暮らしで皮膚でのビタミンD生成量が減少、さらにビタミンDを多く含む魚介の摂取量の減少などが重なり、子どものビタミンD不足が深刻になっていると考えられています。

ビタミンDはサプリメントで補給することも可能です。しかし、ビタミンDは脂溶性ビタミンですから、過剰に摂取すると使われなかった分は体内に蓄積され、腎臓《じんぞう》や心筋などにカルシウムが沈着し、病気を引き起こす可能性があります。特にまだ体が小さい子どものサプリメント摂取は、慎重に検討する必要があります。厚生労働省による「日本人の食事摂取基準」（2020年版）によるビタミンDの耐容上限量は次のとおりです。

ビタミンDを含むおもな食品

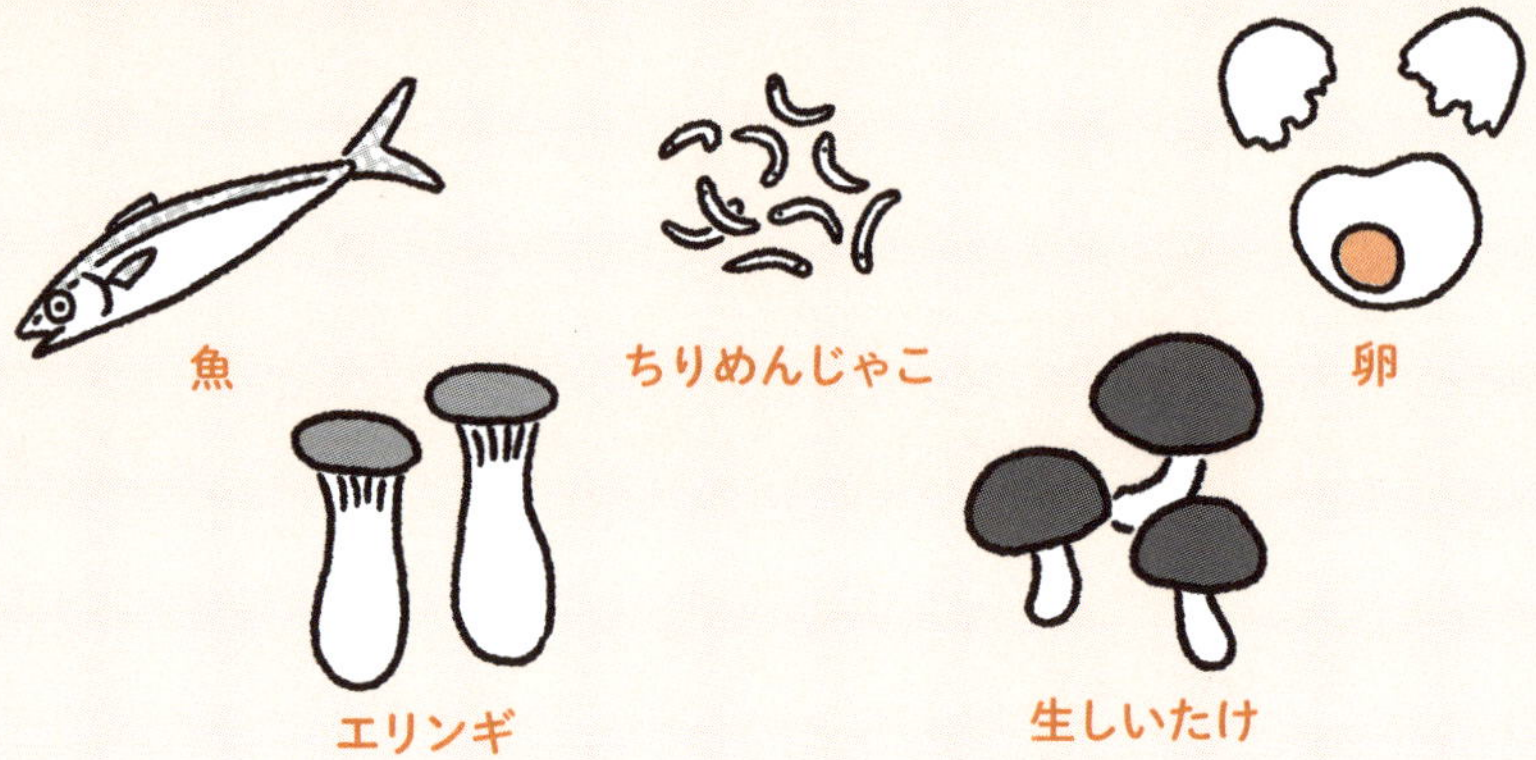

※その他の食品は150ページで紹介しています

ビタミンDの耐用上限量

3〜7歳	30μg	12〜14歳	80μg
8〜9歳	40μg	15〜17歳	90μg
10〜11歳	60μg		

※μg（マイクログラム）は1gの100万分の1を表す単位です

耐容上限とは、毎日摂り続けても問題がない量です。ビタミンDに関しては身長を伸ばすためにも耐容上限量を目指して摂取するのがおすすめです。

ビタミンDが含まれているのはおもに魚、卵ですから、これらをこまめに取り入れましょう。卵2個で約4μgは摂れるので、あとは魚を食べるのがいいでしょう。

そこで、**おすすめしたいのが自家製鮭フレーク**です。塩鮭や生鮭を買ってきて手づくりすれば、市販品より割安で、添加物の心配もありません。そして、身の食べごたえもしっかり。

次のページで簡単な鮭フレークのつくり方を紹介しているので、日々の食事に取り入れてみてください。

身長先生式レシピ

（子どもが好きな鮭でビタミンDをしっかり補給）

レンチン鮭フレーク

〈保存期間：冷蔵で4〜5日〉

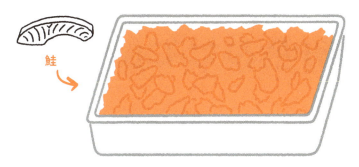

材料（つくりやすい分量）

塩鮭切り身… 3 切　　酒…大さじ 1

つくり方

1 鮭はキッチンペーパーで水気を拭く。耐熱皿に鮭を並べ、酒をふり、ふんわりとラップをかける

2 電子レンジ(600w)で 4 〜 5 分加熱し、粗熱がとれたら骨を取り除き軽くほぐす。

※生鮭でつくる場合は、鮭 3 切に塩小さじ 1/2 をなじませ、酒大さじ 1 をふり、同様に電子レンジで加熱する。火が通っていない場合は、追加加熱する。

POINT

- 鮭は酒をふって臭みを抜く
- 皮は刻んで混ぜておけば、皮周辺の栄養も摂れる
- 生鮭(白鮭・秋鮭)を使えば、よりビタミンDを多く摂れる
- シンプルな塩味なので、アレンジしやすい

レンチン鮭フレークを使ったおすすめの食べ方

鮭きのこオムレツ	ビタミンD、たんぱく質量アップ
鮭海苔チーズトースト	たんぱく質、カルシウム量アップ
鮭とチンゲン菜、ナッツのチャーハン	たんぱく質、カルシウム、亜鉛量アップ

成長食の
ルール

18

じゃこ&青菜を組み合わせて食べる

カルシウムとビタミンDはセットで摂ってこそ役に立つ

カルシウム&ビタミンDのチェックポイント

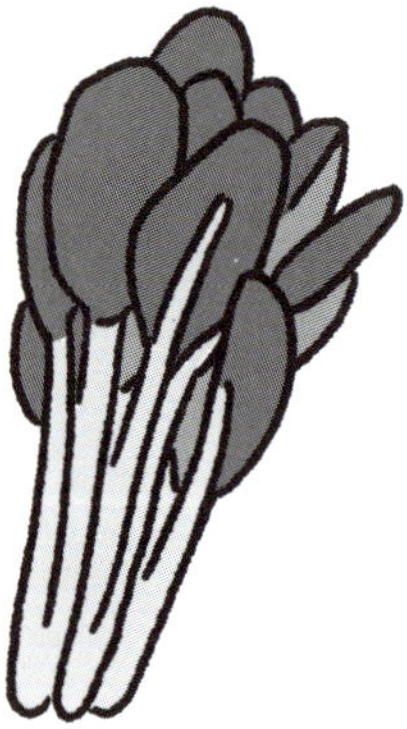

1. カルシウムはビタミンDがないと活用できない
2. カルシウムとビタミンDは骨を成長させ、丈夫にするのに欠かせない
3. 給食がない日はカルシウムの摂取量が不足する傾向がある
4. じゃこと青菜でカルシウムとビタミンDを同時にしっかり摂れる

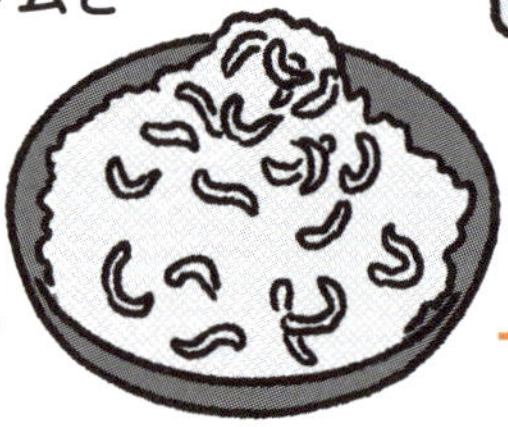

身長先生式レシピ

酸味とオイルでミネラル＆ビタミンDの吸収率アップ

じゃこと小松菜レンチンあえ

材料とつくり方

小松菜（200g）を長さ4cmに切り、耐熱ボウルに入れ、ラップをふんわりとかけ、電子レンジ（600w）で2分半〜3分加熱する。ザルに上げて水気をきり、ちりめんじゃこ（25g）、ポン酢（大さじ1）、オリーブオイル（小さじ1）を加えてあえる。

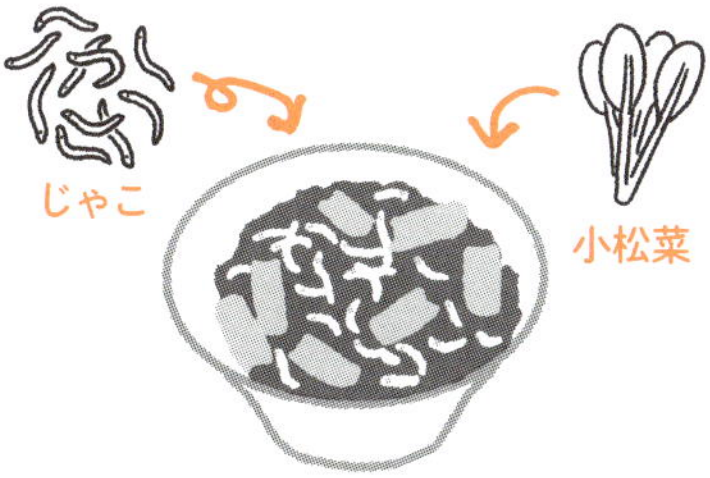

POINT

- ちりめんじゃこの代わりにしらすを使ってもOK（その場合しらすの量はちりめんじゃこの倍量にする）
- ポン酢の酸味でカルシウム、鉄など、ミネラルの吸収率をアップ
- オイルを加えることで、ビタミンDの吸収率をアップ

給食がない日こそカルシウムを摂取

身長を伸ばすうえでカルシウムは大事な栄養素。たんぱく質とともに骨の材料となり、骨を丈夫にするために欠かせません。しかし、**カルシウムはそれだけを摂ればＯＫではありません。**カルシウムはビタミンＤがないとスムーズに吸収されず、そして使われないのです。

そこで意識していただきたいのが、カルシウムとビタミンＤをセットで摂ることです。たとえば、朝食でカルシウムを含む牛乳とビタミンＤを含む卵を一緒に摂るのは大正解。ちりめんじゃこ＋青菜も、カルシウム＋ビタミンＤのセットです。

特にビタミンＤとカルシウムの両方を含むちりめんじゃこは、成長食としてとても優秀な食材。また、小松菜はカルシウムを多く含んでいます。**組み合わせて料理することで、骨の成長に貢献**することは間違いなしです。

ちなみに、給食がない日は子どものカルシウム摂取量が減少する傾向があります。給食がない日も家庭でしっかりカルシウム＆ビタミンＤを摂取できるよう、心がけましょう。

成長食のルール

19

麺類にはトッピングやサイドメニューでたんぱく質をプラス

糖質の摂りすぎ＆たんぱく質不足にならないよう意識する

麺類の注意点

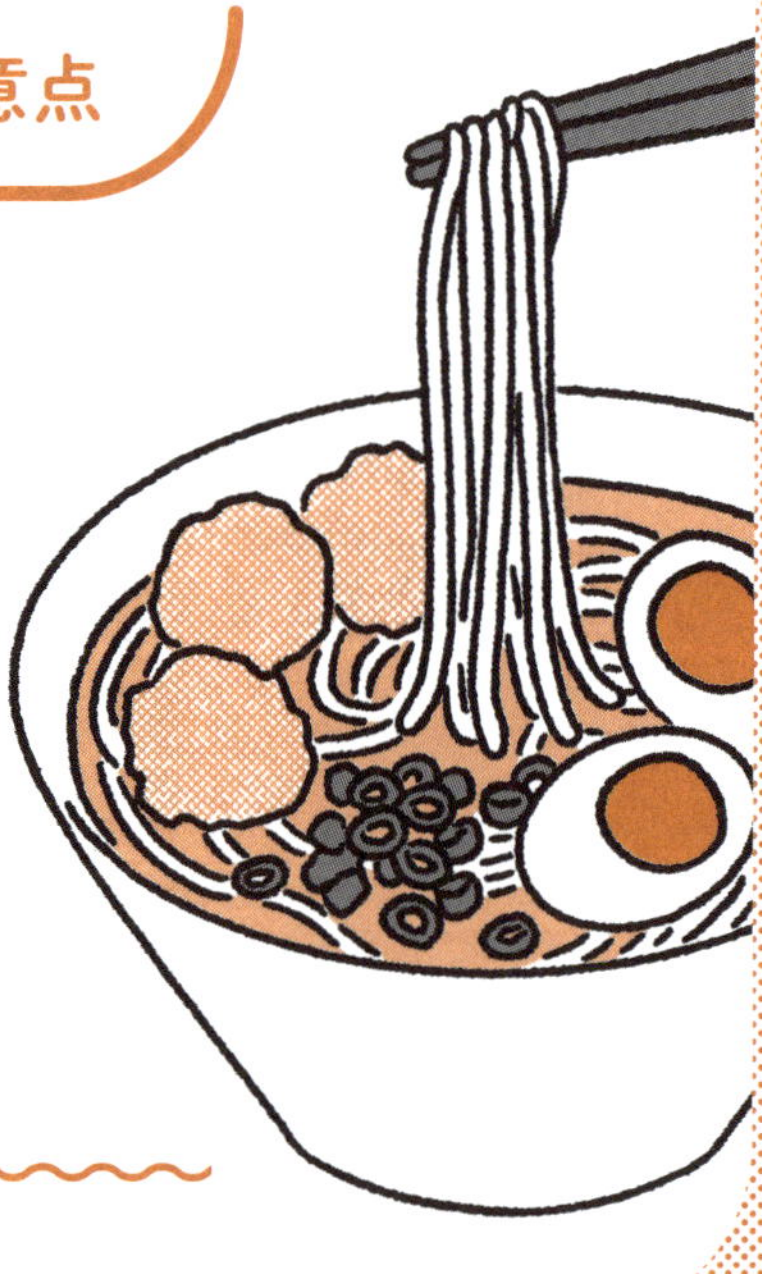

① 糖質中心になり、たんぱく質やその他の栄養素が不足しがち

② 食感が単調で早食いになり、満足感が得られにくく、食べすぎてしまいがち

③ 麺類のときも「たんぱく質おかず2品」のルールを意識する

麺類はたんぱく質が足りないメニューが多い

ラーメン、そば、うどん、焼きそば、パスタ、そうめんなど、麺類のメニューを思い浮かべてください。手軽に食べられて、子どもが好きなメニューもたくさんあり、外食時の定番になっているものもあるのではないでしょうか。

しかし、麺類は麺が主役で具はほんの少しというケースがとても多いと感じます。

外食の一般的なしょうゆラーメンの場合、薄切りのチャーシューが2枚、ゆで卵が1個入っていたとしても、たんぱく質は足りません。うどんやそばに、かき揚げやエビ天を添えたとしてもたんぱく質は不十分。ナポリタンやペペロンチーノ、たらこパスタなども麺がメインで炭水化物が主体。そうめんにいたっては、具は薬味だけになってしまうことも決して珍しくはないでしょう。

外食やお弁当などで麺を食べる際は、たんぱく源がしっかり入っているかをチェックしましょう。

50ページでお伝えしたように、「たんぱく質おかず2品ルール」を思い浮かべて、肉や魚介、さらに卵や乳製品がしっかり入っているかどうかを見極めてください。

たとえば、鶏天や肉がたっぷりのったうどんに温泉卵も添えられている、冷やし中華の具に卵、ゆで鶏、エビがたっぷり使われている、パスタの具にたっぷりのサーモンやシーフード、ソースに生クリームや牛乳、チーズが使われていたら合格といった具合です。

麺類におすすめのサイドメニューレシピ

レンチン温玉

たんぱく質 約6g

耐熱ボウルに卵を割り入れ、卵黄に箸で数カ所穴をあけ、ラップをせず電子レンジで卵1個につき1分加熱

ほうれん草のミルクスープ

たんぱく質 約10g

低脂肪乳1と1/2カップ、コンソメ小さじ2を軽く温め、刻んだほうれん草1株を加えてさっと煮る

モッツァレラチーズとミニトマトのマリネ

たんぱく質 約8g

ミニモッツァレラチーズ8個、ミニトマト3個を塩、刻んだ大葉、オリーブオイル各少々とあえる

サイドメニューでたんぱく質を補う

麺類単品でたんぱく質が十分摂れない場合は、卵や肉類、魚介類をトッピングしたり、サイドメニューを活用してたんぱく質、ビタミン、ミネラルを追加してください。

たとえば、きつねうどんやかき揚げそばには、卵をトッピングしたり、だし巻き卵をプラスする。具のないかけうどんやざるそばなら、だし巻き卵と鶏天やちくわ天をプラスするといった具合です。小松菜のおひたしなどがあれば、鉄やカルシウムも補給できるので、栄養バランスはよりよくなります。

パスタの場合も同様に考えます。たらこパスタやナポリタンにはチキンソテーや卵スープをプラスといった感じです。

家庭でお弁当や冷凍食品の麺類を活用する際は、**足りない栄養素を含むおかずをつくってプラス**してください。

卵とチーズでさっとオムレツをつくる。牛乳とほうれん草でミルクスープをつくる。それだけで、たんぱく質不足の積み重ねを阻止していけるでしょう。

身長先生式レシピ

どんな麺にも合う万能サイドメニュー

チキンボール

〈保存期間：冷蔵で2〜3日〉

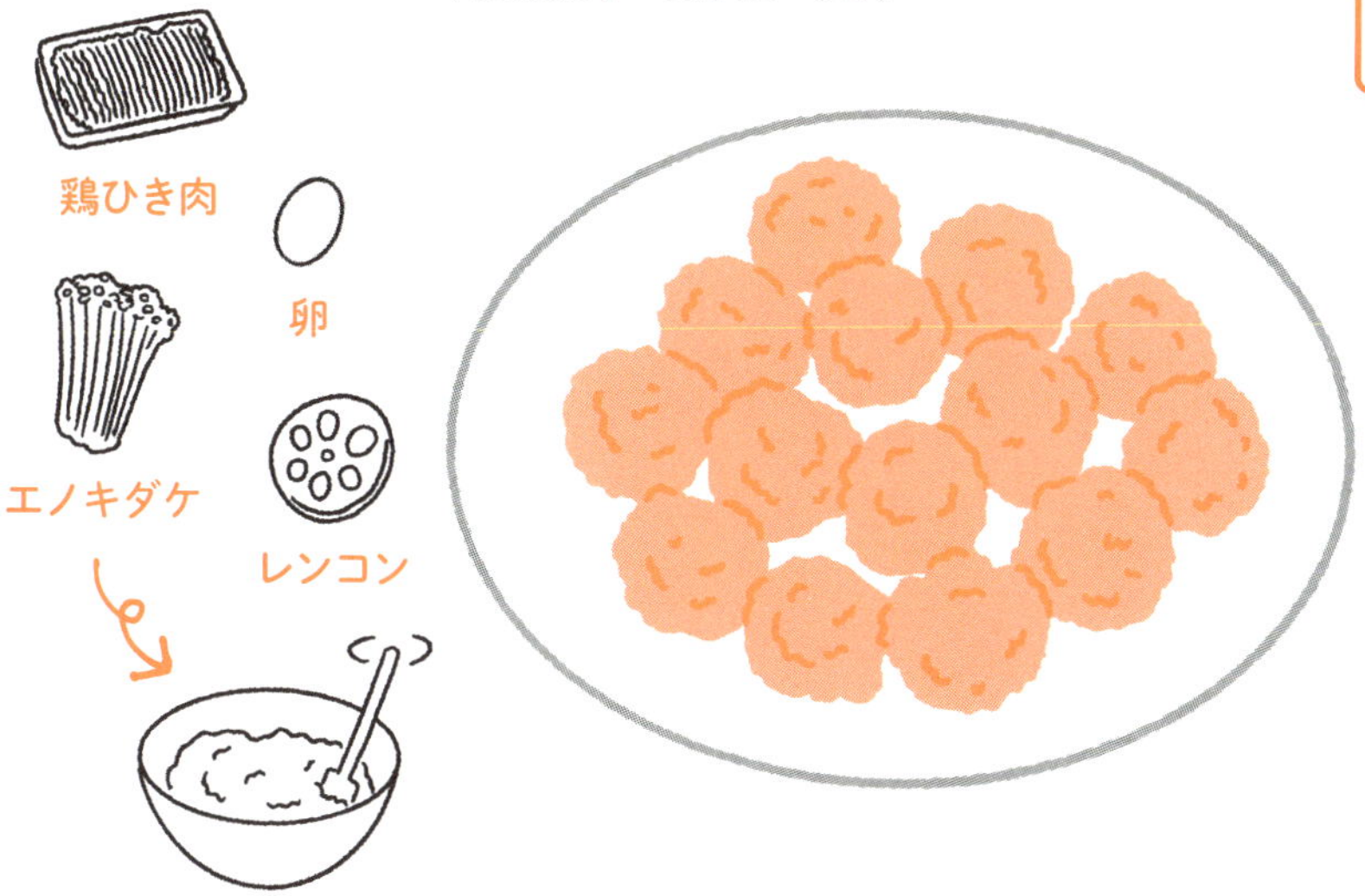

材料（つくりやすい分量）

鶏ひき肉…400g
卵… 1個
エノキダケ
（粗みじん切り）…30g
レンコン
（粗みじん切り）…30g
塩…ふたつまみ

つくり方

1 すべての材料をよく混ぜる。

2 耐熱皿に 1 をスプーンですくい、ピンポン玉サイズに丸めて並べる。

3 ラップをかけ、電子レンジ(600w)で 8 分加熱し、そのまま 5 分置いて余熱で火をとおす。

POINT

- 粗熱がとれたら清潔な保存容器に入れて冷蔵で2〜3日保存可。ジッパー付きの保存袋に入れて冷凍保存するのもおすすめ。電子レンジで解凍するほか、凍ったまま麺と一緒に加熱してもOK
- 肉は豚ひき肉、合いびき肉でもOK
- エノキダケを使えば片栗粉を使わなくてもまとまりやすく、栄養もプラスできる
- レンコンで違う食感をプラスし、早食いを予防できる

成長食のルール

20

砂糖は白から茶色にチェンジ

茶色い砂糖を使えば鉄や亜鉛を多く摂れる

砂糖の栄養ポイント

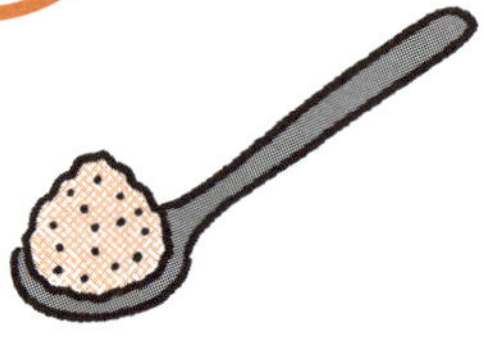

① 白砂糖は精製されているため、ミネラルやビタミンはゼロ

② 白砂糖で摂れるのは糖質のみ

③ きび砂糖やてんさい糖、黒糖は精製度が低く、微量ながら鉄や亜鉛を含んでいる

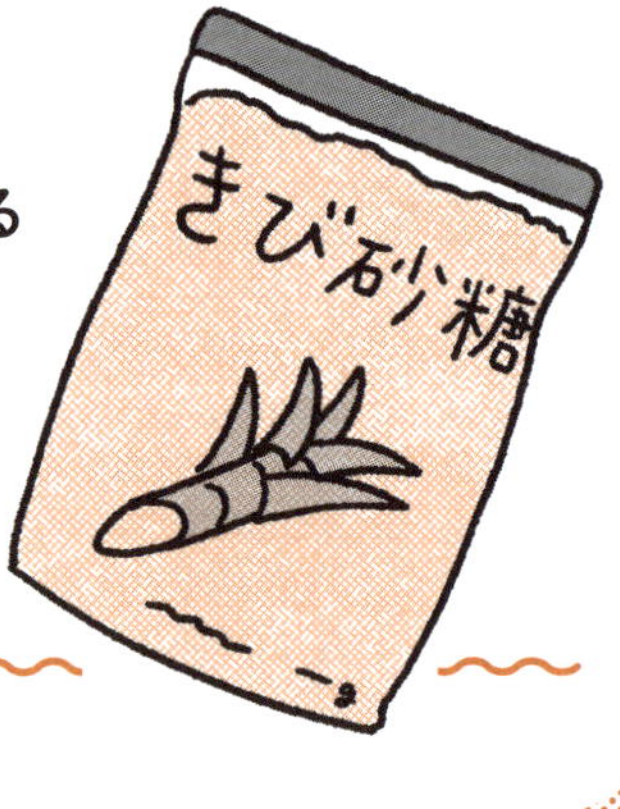

きび砂糖やてんさい糖で鉄や亜鉛をコツコツ補給

砂糖の白さは、精製された証です。精製の過程でミネラルやビタミンが失われているため、残された栄養は糖質のみ。

たかが砂糖と思われるかもしれませんが、身長を伸ばすという目的を考えれば、できるだけビタミンやミネラルが含まれているものを選ぶのがベターです。

そこでおすすめしたいのが、砂糖は白より茶色。白砂糖よりきび砂糖やてんさい糖、黒糖、さらに甘味調味料全体でいえば、はちみつやメープルシロップもおすすめです。

きび砂糖や黒糖は、サトウキビを原料にしてつくられたもので、カルシウム、鉄、亜鉛、マグネシウム、ビタミンB群が含まれています。てんさい糖は甜菜《てんさい》、別名「砂糖大根」という植物を原料にしてつくられ、葉酸《ようさん》をはじめとするビタミンB群、鉄などを含んでいます。

メープルシロップはサトウカエデなどの樹液を濃縮したもので、カルシウム、鉄、亜鉛を含有。はちみつはミツバチが花の蜜を集めてつくったもので、メープルシロップよりは少ないながらもカルシウム、鉄、亜鉛を含有しています。

いずれも微量ですが、**ビタミン、ミネラルを含有しているので、日々の食事で使い続ければ白砂糖よりも栄養補給につながる**ことは間違いありません。

※三温糖は茶色ですが、白砂糖を加熱によってカラメル色にしたものなので、ミネラルやビタミンは含まれません。

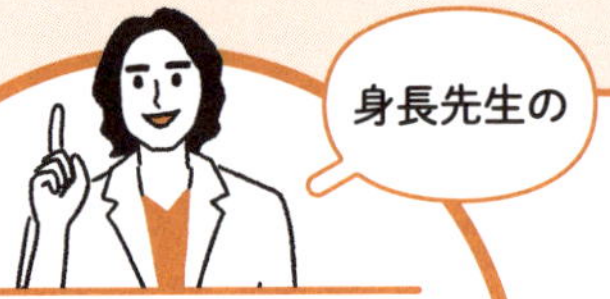

基礎講座5

糖質について

糖質も成長に必須！エネルギー調整役として活用

近年、糖質は何かと悪者にされがちです。摂りすぎた場合、エネルギーとして使われずに余った糖質は体内で体脂肪に変換され、体に蓄積されてしまうのですから、摂りすぎてはいけないというのは間違いではありません。

しかし、**成長期の子どもにとって、糖質はとても重要**。筋肉運動のエネルギーになるほか、内臓や脳が働くためのエネルギー源としても欠かせません。食べたものを胃や腸で消化吸収するためにも、脳が成長ホルモンを分泌させたり、食欲をコントロールしたりするためにも、糖質は不足させてはいけない栄養素です。

栄養バランスでいうと、50ページで解説したように、「たんぱく質のおかず2に対して主食は1」。ごはんは糖質源ですから、ごはんが茶碗1杯なら、たんぱく質のおかずはその2倍ぐらいが目安です。

これを標準に、子どもの状態に合わせて調整するのがいいでしょう。たとえば、次のような感じです。

●やせている子ども

たんぱく質、脂質を十分摂ったうえで、主食の量を茶碗1杯

から茶碗大盛り1杯に増やし、エネルギー不足を補う

●体脂肪が多い子ども

たんぱく質量をキープしつつ、おかずの脂質を減らし、さらに主食の量を茶碗1杯から2〜3割減らして摂取エネルギーを減らす

このように、主食は摂取エネルギーの調整役と考えると、カロリーコントロールに役立てやすいでしょう。

もうひとつ、糖質に関係することで知っておいていただきたいのが血糖値についてです。「血糖値と子どもの身長は関係ないのでは?」と思われるかもしれませんが、**血糖値は、子どもの成長にも深くかかわっています。**

前述したとおり、糖質は大事なエネルギー源です。特に脳は糖質(ブドウ糖)しかエネルギー源にできないため、足りなくなるのは大問題。そこで、私たちの体には、糖質を蓄えておき、いざとなったらすぐに使えるようにする仕組みが備わっています。

糖質をエネルギーとして使うためのコントロール役を担っているのがホルモン。ここで注目したいのは、血糖値を下げるインスリンと血糖値を上げる成長ホルモンです。

インスリンは血糖値が上がると分泌され、糖を必要としている組織に運び、使われなかった糖を肝臓などに貯蔵させる働きがあります。その結果、血糖値は低下。

一方、成長ホルモンは血糖値が下がると分泌され、貯蔵された糖を必要な組織に届けるため、

血糖値とホルモンの関係

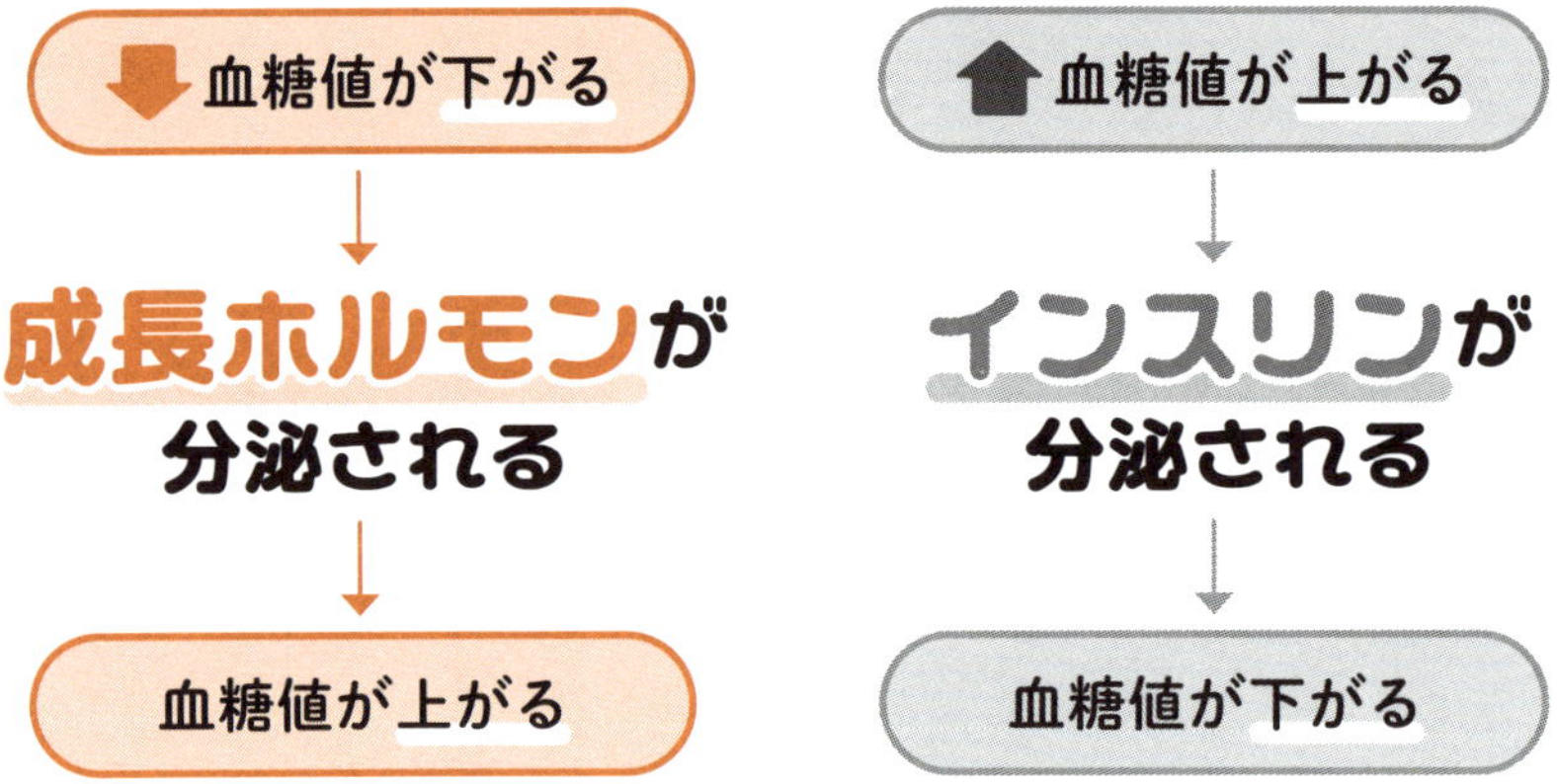

血糖値が下がる
成長ホルモンが
分泌される
血糖値が上がる
血糖値が上がる
インスリンが
分泌される
血糖値が下がる

血液中に放出します。その結果、血糖値は上昇。

インスリンも成長ホルモンも血糖値に合わせてどちらかが分泌され、糖質のエネルギー化や貯蔵をコントロールしているのです。

しかし、糖質の摂りすぎなどによって高血糖が続いた場合、インスリンが大量に分泌され、成長ホルモンの分泌量は減ってしまいます。使われなかった糖は貯蔵され、体脂肪に変換され、肥満を誘発。

日本小児内分泌学会によると、**近年、子どもの肥満が急増し、遺伝型ではない2型糖尿病になる子どもが増えている**ということです。2型糖尿病といえば生活習慣病の1つ。大人がなるものだと思われているかもしれませんが、いまや子どもも生活習慣病を心配しなくてはいけない時代ということです。

実際、文部科学省が行っている「学校保健統計調査」によると、2024年の調査結果では、男子は10～12歳で約13%、女子は11～12歳で約10%超が肥満傾向児という結果でした。

もちろんエネルギーの過剰摂取や脂質の摂りすぎも肥満の原因となりますが、量だけではなく糖質の摂り方が原因で高血糖を招き、肥満になるケースも決して珍しくありません。

肥満が身長を伸びにくくする原因になる可能性があることは、すでにお伝えしたとおりです。加えて、高血糖によって成長ホルモンの分泌量が減少すれば、身長の伸びに悪影響となることは間違いないでしょう。

つまり、身長を伸ばすためには高血糖予防も必要ということです。

高血糖を防ぐための鉄則は次の5つです。

①パン、麺、ごはんだけの食事は避け、たんぱく質をしっかり摂る
②甘いお菓子や清涼飲料水を摂りすぎない
③欠食しない
④よく噛んで食べる（早食いしない）
⑤しっかり運動する

特に気をつけていただきたいのは、子どもが1人で食事をする「孤食」です。「国民健康・栄養調査（平成17年）」では、朝食を1人で食べる子どもは小学1～3年生で約14%、4～6年生で約12%、中学生で約26%という結果でした。孤食によって好きなものばかりを食べてしまったり、早食いしたりする傾向が高くなるので、できるだけ1人で食べないようにしたり、1人で食べる場合は、ごはんや麺、パンばかりにならないようにしたり、早食いしたりしないように声をかけてあげましょう。

成長食の
ルール

21

部活や塾の前に“パワーおにぎり”を食べる

捕食で成長に必要なエネルギーと栄養をチャージ

捕食のメリット

① 長時間の空腹によって筋肉や体脂肪が分解されるのを防ぐ

② 成長に必要なエネルギーやたんぱく質などの栄養素を補給できる

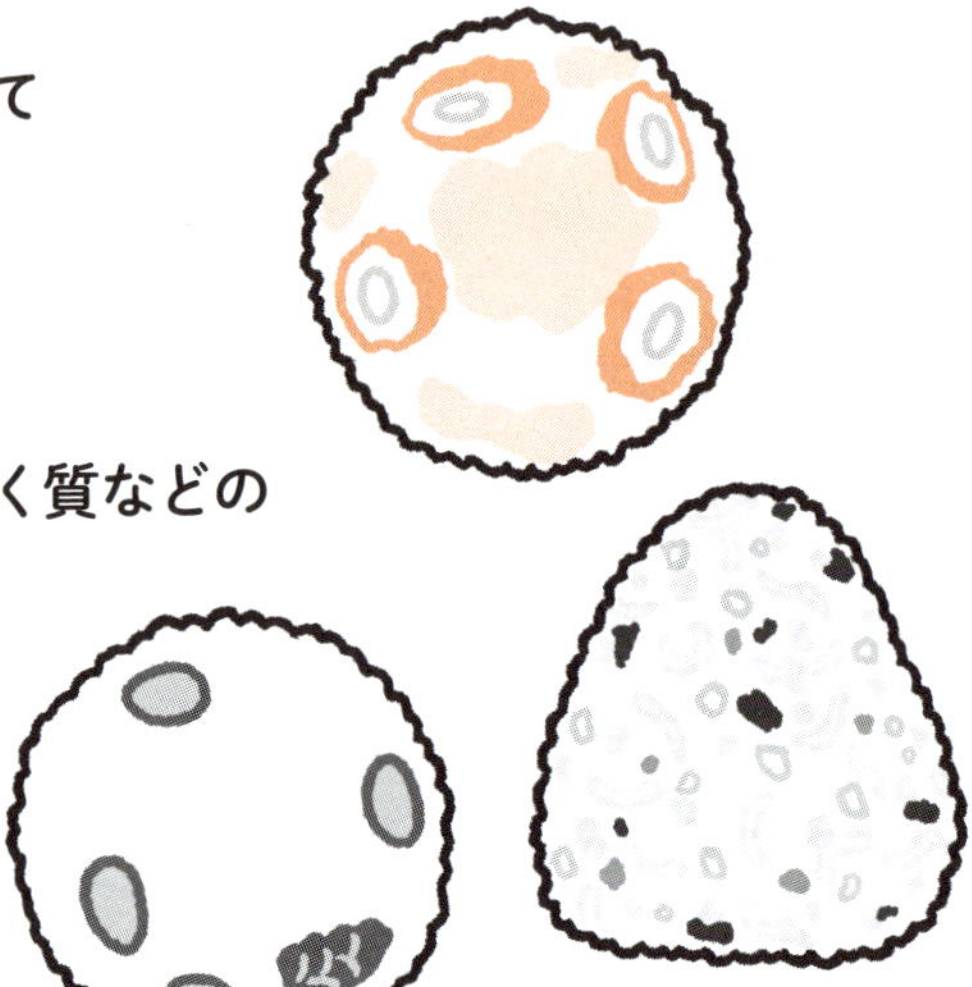

補食を活用して身長を伸ばすための栄養を補給

子どもの昼食は12〜13時。午後の授業を受け、何も食べずに部活や塾に行き、19〜20時以降に夕食を摂るというリズムが習慣になっているとしたら、空腹の時間が長すぎます。

空腹とは、血液中の糖が少ない＝エネルギー不足ということです。

エネルギー不足の状態で運動をしたり、塾や習い事で頭を使ったりすると、まずは肝臓に蓄えられた糖（グリコーゲン）がエネルギーとして使われます。それでも足りなくなると、体脂肪や筋肉中のたんぱく質が分解され、エネルギーに変えられます。

すると、その後の食事で摂った栄養は、優先的に回復に使われます。部活などで運動をした場合、成長ホルモンの分泌量が増えますが、エネルギー不足だと栄養も成長ホルモンも回復に使われるため、成長に使うことができず、身長の伸びが悪くなる可能性が高まります。

何より、空腹の状態では脳がエネルギー不足となり、集中力が低下し、思考力も判断力も低下します。長時間の空腹は、成長期の子どもにとって何ひとつメリットがないのです。

そこで**活用したいのが、部活や塾の前の補食《ほしょく》。おすすめはエネルギー源となる糖質と骨や筋肉の材料となるたんぱく質を手軽に補給できる、身長先生式「パワーおにぎり」**です。

「パワーおにぎり」とは、オリンピックでトップアスリートが食べて話題になった「パワーボール」を参考に、身長を伸ばすためのアレンジを加えた補食です。ごはんは少なめ、たんぱく質をしっかり加えるのがポイント。次のページでおすすめのレシピを紹介しましょう。

エネルギー＆たんぱく質をチャージ！

パワーおにぎり

部活や塾の30分〜1時間前に食べるのが理想。
お腹のすき具合や運動量に合わせて、食べる量を調整してください。
運動後、塾後のリカバリー食としてもおすすめです。
※すべておにぎり6個分のレシピです。ラップを使ってしっかりにぎってください。冷凍保存した場合、電子レンジで温めて食べてください。

身長先生式パワーおにぎりのルール

1. 1個あたりのごはんは70g程度にする
2. たんぱく質をしっかり加える
3. できるだけ傷みにくくするため、ごはんは粗熱がとれてからにぎる

チーズ＆おかかおにぎり

材料とつくり方

ごはん420g、小さめの角切りにしたベビーチーズ5個、カツオ節4g、炒りごま小さじ1、塩ひとつまみ、刻んだ大葉2枚を混ぜ合わせて6つに分けてにぎる。

たんぱく質：約5g /1個

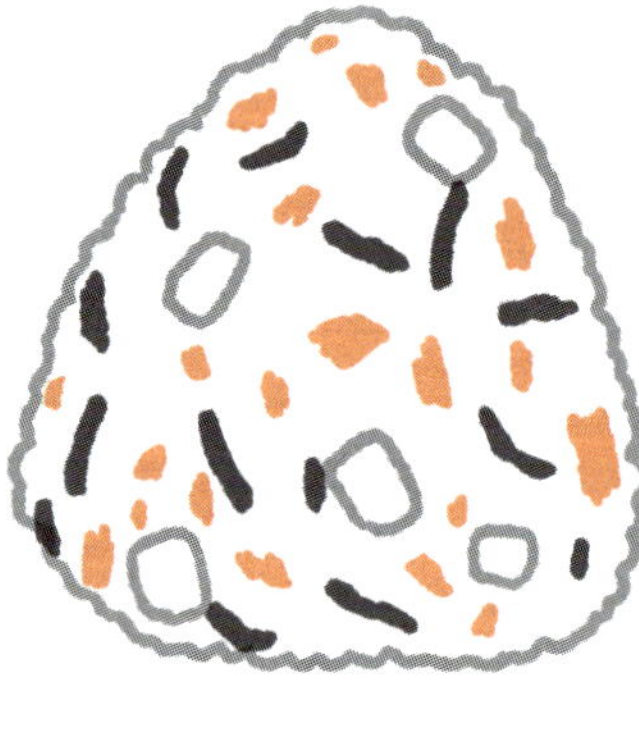

サラダチキンおにぎり

材料とつくり方

自家製ササミサラダチキン（125ページ参照）2本をほぐし、マヨネーズ小さじ2、粉チーズ小さじ1とあえる。ごはん420gにゆでて小口切りにしたアスパラガス（3本）、塩ひとつまみを加えて混ぜ、6つに分け、サラダチキンを中に入れてにぎる。

たんぱく質：約7g /1個

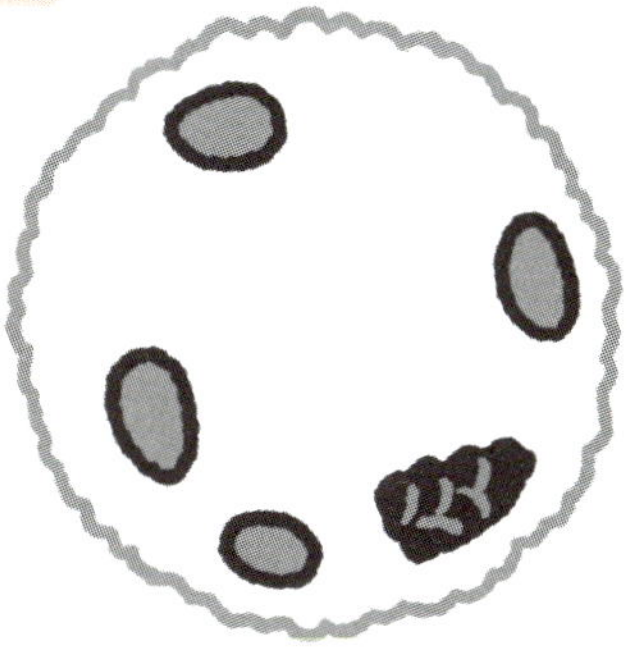

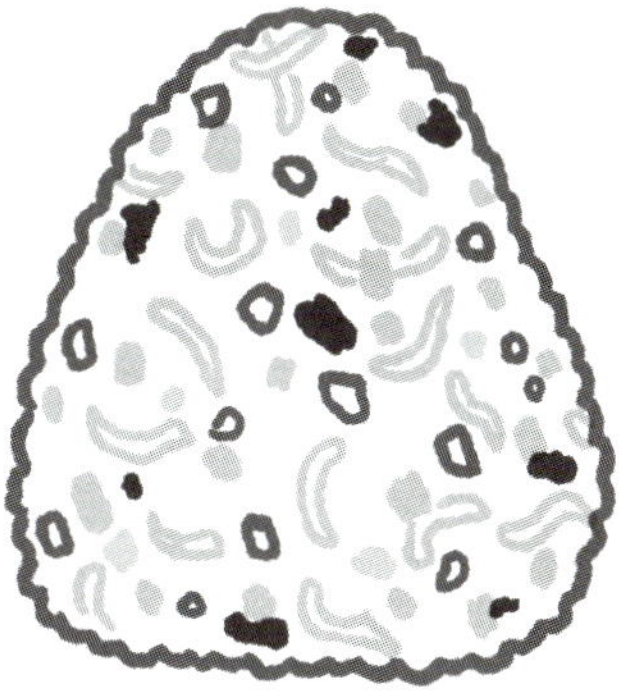

じゃこアーモンド＆ブロッコリーおにぎり

材料とつくり方

ブロッコリー100gはゆでて刻み、水気をしっかり絞る。ごはん420gにブロッコリー、ちりめんじゃこ40g、塩ひとつまみ、刻んだアーモンド20gを混ぜ合わせて6つに分けてにぎる。

たんぱく質：約6g /1個

ちくわと炒り卵のおにぎり

材料とつくり方

ちくわ2本を薄い輪切りにする。耐熱ボウルに卵を溶き入れ、ラップをせず電子レンジで1分加熱したら、スライスチーズ1枚をちぎって加え、ごはん420g、ちくわ、塩ひとつまみ、青海苔粉、炒りごま各小さじ1を加えて混ぜ合わせる。6つに分けてにぎる。

たんぱく質：約8g /1個

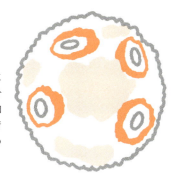

成長食の
ルール
22

朝昼夜の食事は決まった時間に食べる

食事が不規則になると体内時計が乱れ、ホルモンの分泌も乱れる

規則正しい食事のメリット

① 体内のリズムが整い、成長ホルモンの分泌リズムも整う

② 食事が不規則になり、空腹の時間が長くなると、体脂肪とともに筋肉中のたんぱく質が分解され、成長のための栄養が不足する

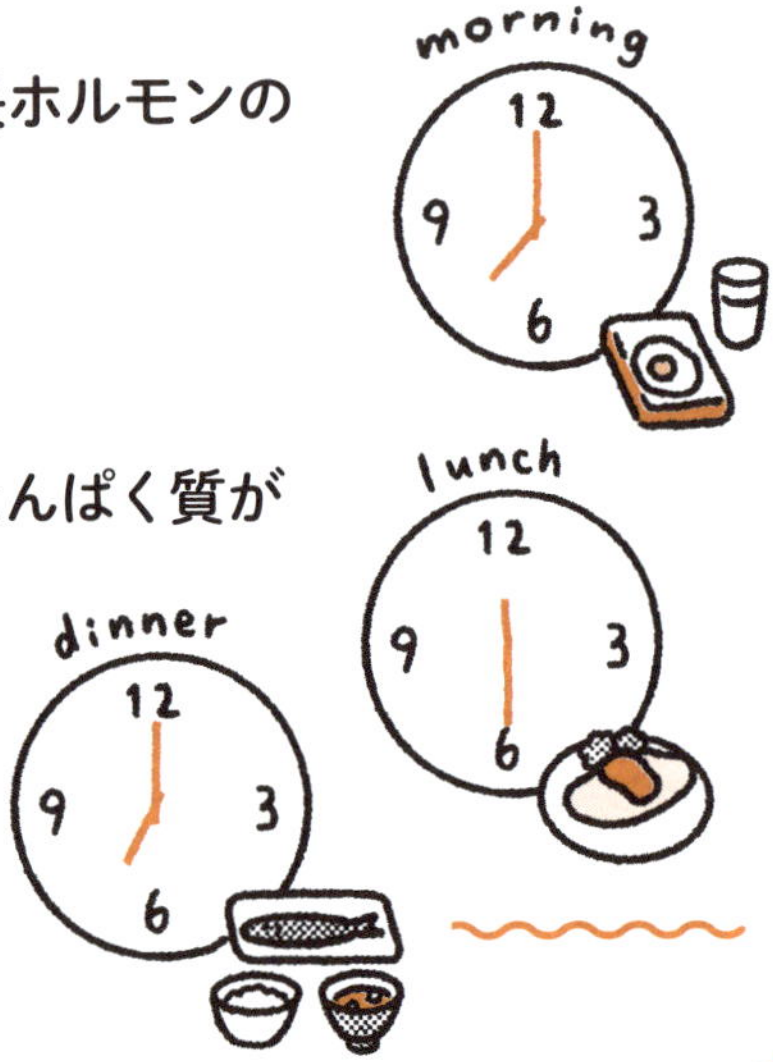

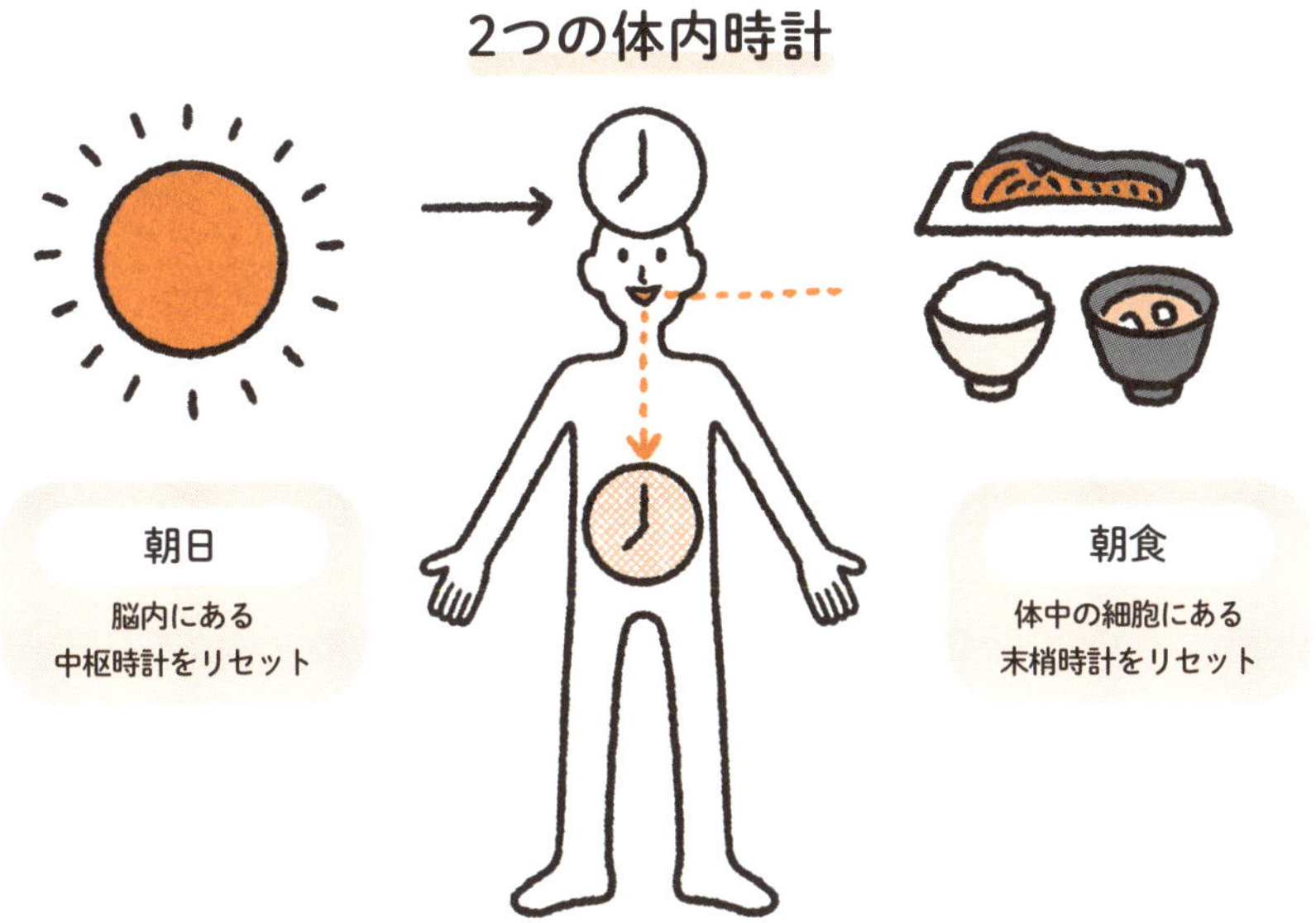

朝食で体内時計をリセットすることが特に大切

人間の体には体内時計が備わっています。朝起きて活動し、夜は眠るというリズムは、「概日《がいじつ》リズム」（サーカディアンリズム）と呼ばれ、体内時計によって保たれています。

概日リズムは1日が25時間の周期です。しかし、地球の1日は24時間。1日に1時間のズレがあります。このズレを毎日リセットしなければなりません。

そこで重要な役割を果たすのが食事。特に朝食は重要で、体中の細胞にある体内時計（末梢時計）をリセットする働きがあります。合わせて朝日を浴びて脳内にある体内時計（中枢時計）をリセット。これで体のリズムが整うのです。

体内リズムが整うと脳は活性化し、成長ホルモンをはじめとするホルモンの分泌リズムが整い、血圧、体温、代謝などが正しく働きます。これは子どもの成長において大切なことです。

また、**夜遅くの高脂肪、高糖質食も体は活動開始のサインだと認識し、体内時計を乱します。**朝食を決まった時間に食べる、夜はできるだけ20時までに食事をすませるようにしましょう。

成長食のルール

23

寝る前にお腹がすいたらサラダチキンを食べる

血糖値を上げずに就寝することで成長ホルモンがスムーズに分泌される

夜食の栄養ポイント

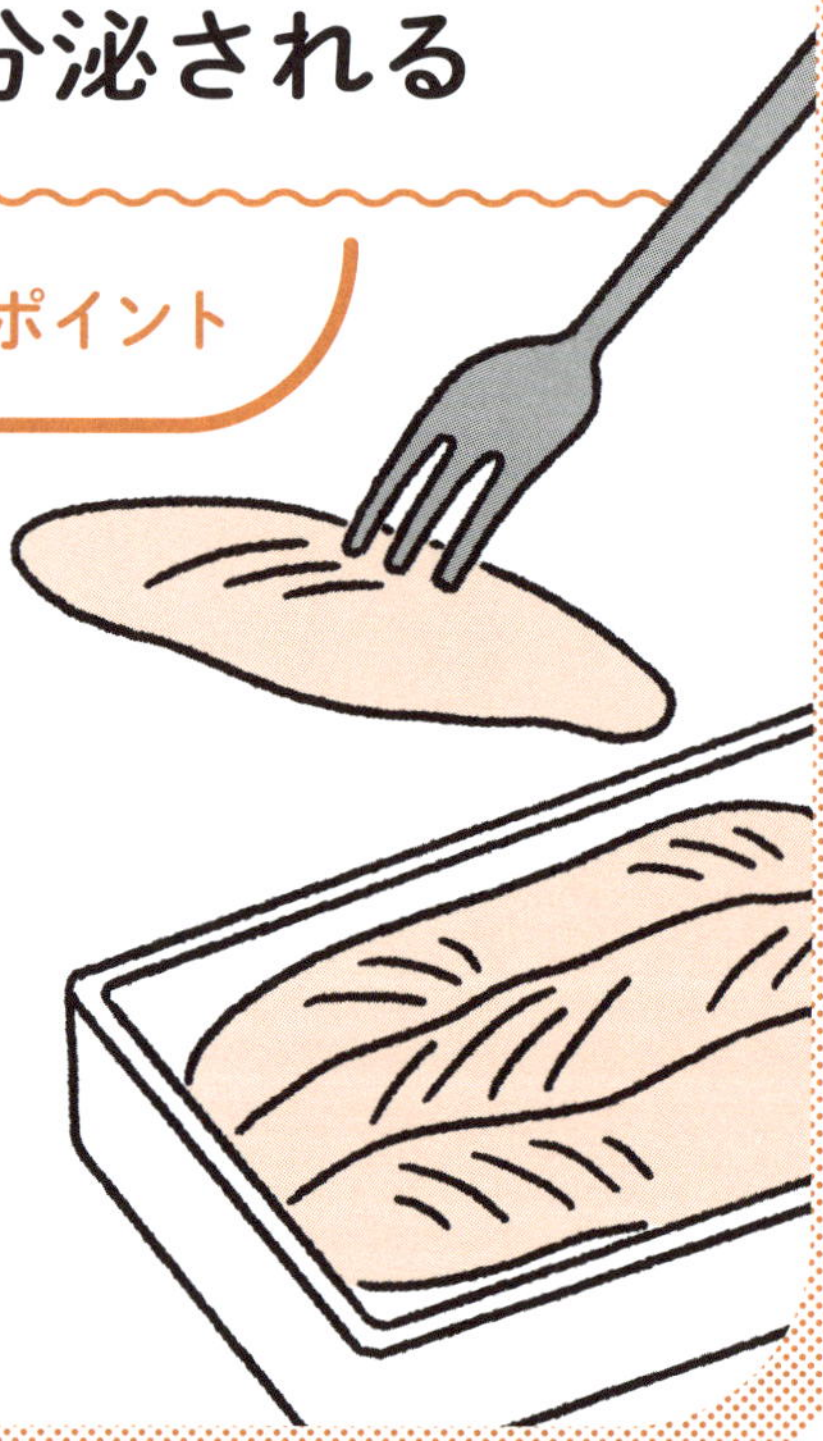

① 糖質が多いものは食べない

② たんぱく質を補給する

③ 脂質は極力控える

④ たんぱく質が豊富で脂質が少ないサラダチキンがおすすめ

血糖値が上がっていると成長ホルモンの分泌量が減少する

前の項で夜の食事はできるだけ20時までにとお伝えしましたが、寝る前にお腹がすいてしまったら、空腹を我慢して寝るのは辛いものです。

寝つきが悪くなると睡眠の質が低下してしまい、成長ホルモンの分泌にも悪影響が及ぶので、少し食べてから寝ることをおすすめします。

ただし、何を食べるかはとても大切。間違った選択をすると、体内時計が乱れやすくなり、成長ホルモンの分泌量が減少し、身長の伸びに悪い影響を与えます。

避けていただきたいのが、甘いもの、スナック菓子、せんべい、おにぎり、ラーメンやうどんなど、糖質が多いものです。

寝る前はとても血糖値が上がりやすい状態です。前の項で解説したように、私たちの体は体内時計のリズムに合わせて活動します。

夜になると睡眠を促すメラトニンというホルモンが分泌されますが、メラトニンにはインスリンの分泌を抑制する作用があります。インスリンは血糖値が上がると分泌され、体中の組織に糖を送り込む働きがあるのですが、夜になってメラトニンが分泌されている状況では、インスリンの分泌量が減少します。そのため、夜遅くに糖質を摂ると、血糖値が上がったままなかなか下がらないのです。

一方、**成長ホルモンは血糖値が高い状態で分泌量が減少し、逆に血糖値が低い状態で分泌量**

が増加します（113ページ参照）。これは、成長ホルモンには低血糖を防ぐという役割があるからです。運動時も睡眠中も、低血糖を防ぎ、運動、体の修復、成長にエネルギーを使えるようにしているのが成長ホルモンです。

もし、寝る前に小腹が空いて甘いチョコレートを食べてしまったなら、血糖値が上がった状態が続き、成長ホルモンの分泌量が増えずに成長が妨げられてしまいます。

睡眠中は成長ホルモンがたくさん分泌され、成長期の子どもの身長を伸ばし、成長させるのが本来の仕組み。その仕組みを妨げないことが大切なのです。

では、**寝る前に小腹がすいたときに何を食べればいいのか？**

その答えが「サラダチキン」です。

特に**鶏肉の中でも鶏ササミは脂質が控えめで低糖質。血糖値を上げることなくたんぱく質を補給できます**。もちろん、カロリーはそれなりにあるので食べすぎてはいけませんが、体脂肪が気になる子どもの補食にもおすすめです。

次のページでは、身長先生式「自家製ササミサラダチキン」を紹介します。自家製なら添加物の心配はありませんし、コストも抑えられます。ササミの場合は1本ずつ食べやすいのもメリットです。多めにつくってストックしておけば、夜食はもちろん、普段のおかずやサラダ、部活や塾の前の補食（119ページ参照）にも活用できます。

身長先生式 レシピ

脂質控えめで高たんぱく

自家製ササミサラダチキン

〈保存期間：冷蔵で5日〉

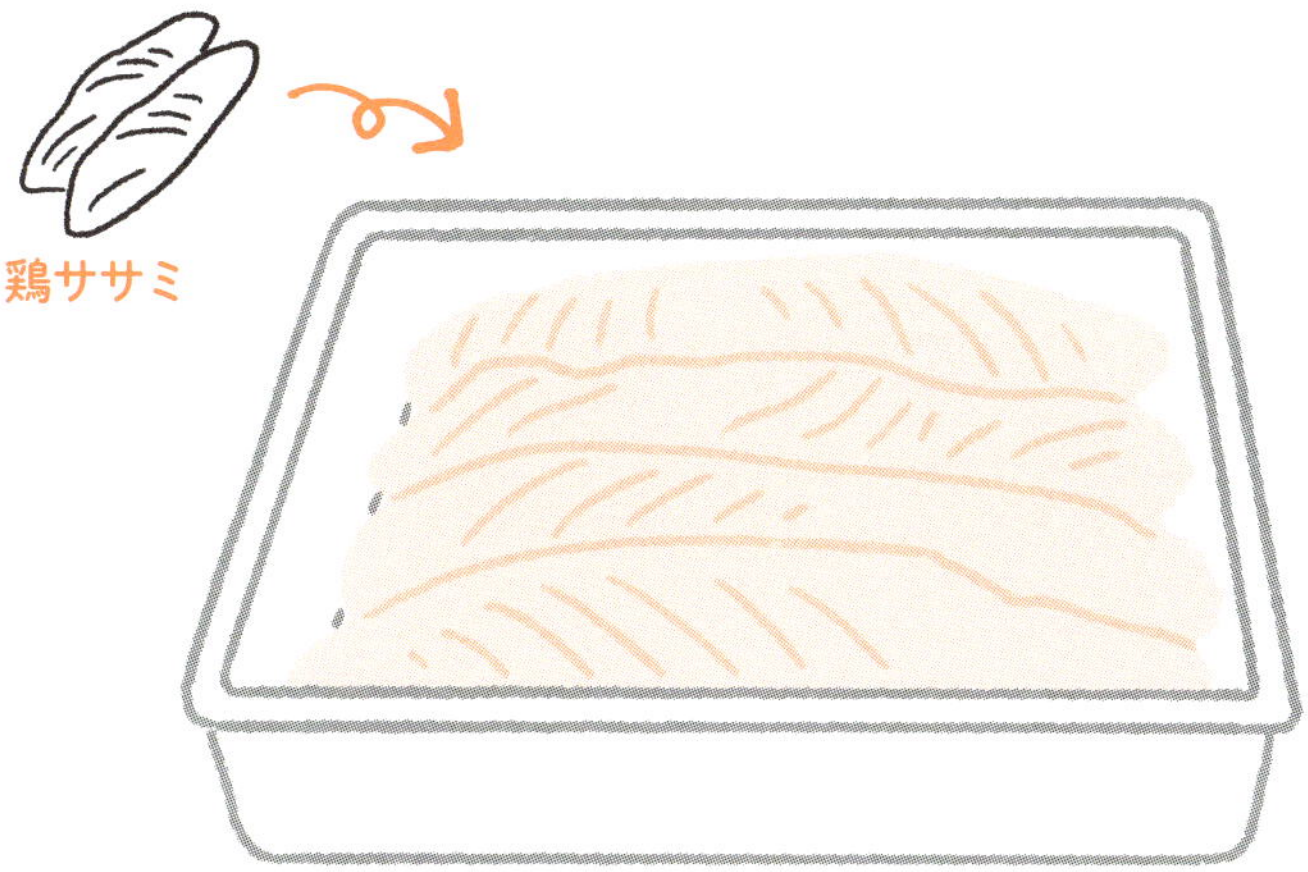

材料（つくりやすい分量）

鶏ササミ…５本
白だし…小さじ２（または塩小さじ１/２）
酒…小さじ２

つくり方

1 ササミにフォークを数カ所刺し、耐熱皿にのせ、白だし、酒をもみこむ。

2 ササミが重ならないように並べ、ラップをふんわりとかけ、電子レンジ（600w）で８分30秒加熱し、そのまま置いて余熱で火をとおす。

※加熱時間は１本（約60g）につき１分40秒が目安。火がとおらなかった場合は、30秒ずつ追加加熱してください。

POINT

- 低糖質なので血糖値の急上昇を防げる
- 成長に必要なたんぱく質を補給できる
- 鶏肉に含まれるビタミンB群が代謝を促進する
- １本ずつ手軽に食べられる

成長食の
ルール

24

カフェインを含む飲み物は中学校卒業まで封印

覚醒作用によって睡眠の質が低下し、成長ホルモンの分泌にも影響

カフェインの注意点

① 覚醒作用によって睡眠の質が低下し、成長ホルモンの分泌量を減少させるおそれがある

② 利尿作用によってカルシウムの排泄量が増える

③ さまざまな飲み物に含まれているので、無意識のうちに摂りすぎている可能性がある

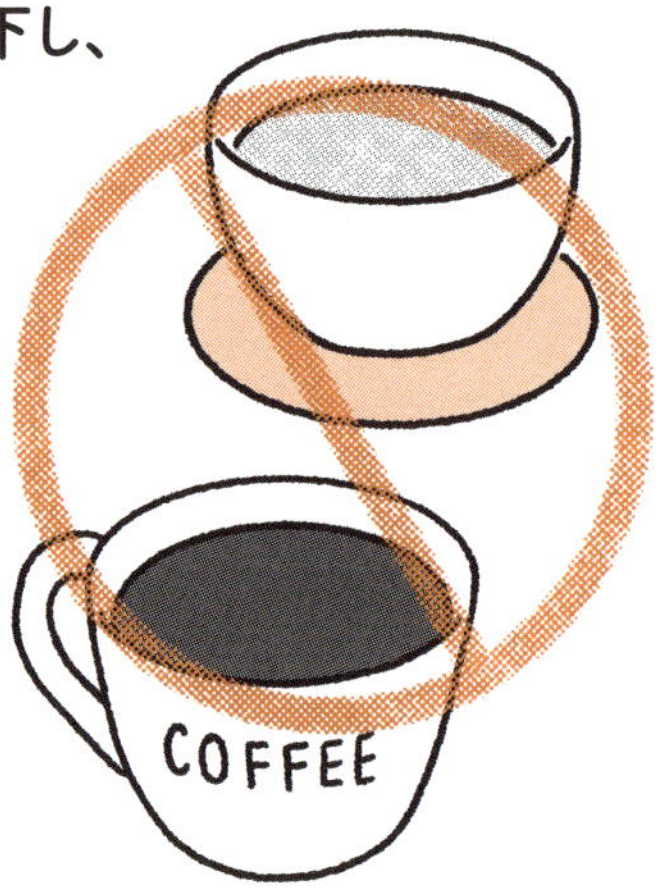

カフェインは子どもの体に長時間作用する

カフェインは、摂りすぎると動悸《どうき》、めまい、吐き気、下痢《げり》、さらに興奮や不安、不眠などの症状を引き起こすことがあります。大人でも摂取量に注意が必要な成分ですから、子どもにとってはさらに注意が必要です。

身長を伸ばすという点においてもカフェインは要注意。成長期には摂らないほうがいいといえます。

カフェインの代謝には、大人でもかなりの時間がかかります。個人差はありますが、カフェインの血中濃度は摂取後30分～2時間程度で最大となり、効果が半分になるのにさらに2～8時間がかかるとされています。

代謝機能が未熟な**子どもがカフェインを代謝するには、さらに多くの時間がかかるため、たとえ日中に摂ったとしても睡眠の妨げになるおそれがあります。**睡眠の質が低下すれば、成長ホルモンの分泌量が減少するおそれも出てきます。

さらに、カフェインには利尿作用があるため、尿とともにカルシウムが排泄《はいせつ》されやすくなるというデメリットもあります。

しかし、日本ではカフェインの摂取量の目安が設けられていません。そこで、カナダの保健省が設けている1日あたりのカフェイン摂取の目安量と、飲み物や食べ物に含まれるカフェインの量を紹介しておきます（次ページ参照）。

12歳以下の年齢別・1日あたりのカフェイン摂取量の目安

参考：カナダ保健省

4～6歳	7～9歳	10～12歳
45mg	62.5mg	85mg

※13歳以上の青少年については、データが不十分なため、確定した勧告は作成されていないが、1日当たり2.5mg/kg体重以上のカフェインを摂取しないこと。

13歳以上の1日あたりのカフェイン摂取量の目安

参考：カナダ保健省

計算式　2.5mg×体重(kg)

例：体重40kgの場合　2.5×40＝約100mg

飲料、食品中のカフェインの量

エナジードリンク(清涼飲料水)	32～300mg/100mL ※製品によって、カフェイン濃度及び内容量が異なる
コーヒー(浸出液)	60mg/100mL
インスタントコーヒー(粉末)	80mg（2g使用した場合の1杯あたり）
緑茶(煎茶)	20mg/100mL
ほうじ茶	20mg/100mL
玄米茶	10mg/100mL
ウーロン茶	20mg/100mL
紅茶	30mg/100mL
ココア	7mg/100mL
麦茶	0mg
普通のチョコレート	25～36mg/100g
高カカオチョコレート	68～120mg /100g

参考：「日本食品標準成分表(八訂)増補 2023年」、「カフェインの過剰摂取について」農林水産省、「高カカオをうたったチョコレート」国民生活センター

意外な飲み物にもカフェインが含まれている

カナダ保健省が定めているカフェイン摂取の1日の目安量と、カフェインが含まれている飲み物、食べ物を見ると、いとも簡単に目安量をオーバーすることがわかります。

9歳の子どもがインスタントコーヒーをティースプーン1杯（2g）入れたコーヒーを飲んでいるなら、それだけで80mgのカフェインを摂取することになり、目安量をオーバーしてしまいます。

カフェインを含まないと思われていることが多いほうじ茶にも100mLあたり20mgのカフェインが含まれていますから、1日にペットボトル1本（500mL）飲むだけで100mgのカフェインを摂取していることになり、こちらも目安量をオーバー。玄米茶も同様に、ペットボトル1本（500mL）で50mgのカフェインを摂取することになります。**無意識のうちにカフェインを大量に摂取している可能性がある**ということです。

エナジードリンクは商品によって異なりますが、100mL中に300mgものカフェインを含む場合があるので、子どもには飲ませないようにしてください。

また、チョコレートにもカフェインが含まれています。普通のチョコレートを1カケラ食べるくらいなら問題ありませんが、一度に大量摂取するのは控えましょう。

子どもでも1日を通してみると1～1・2Lの水分を補給しています。飲み物は日常的に口にするものだからこそ、カフェインの摂りすぎには注意が必要です。中学校を卒業するまでは、基本の飲み物は麦茶やミネラルウォーター、牛乳にすることをおすすめします。

成長食の
ルール
25
清涼飲料水は控えめに

果糖ブドウ糖液糖が大量に含まれていることが多く、肥満のリスクが上がる

清涼飲料水の注意点

① 甘みのある清涼飲料水は、果糖ブドウ糖液糖など高糖度の甘味料が大量に含まれているケースが多い

② 常飲すると糖質の過剰摂取で肥満のリスクが高まる

③ 糖類ゼロ、カロリーゼロでも肥満のリスクが高まる

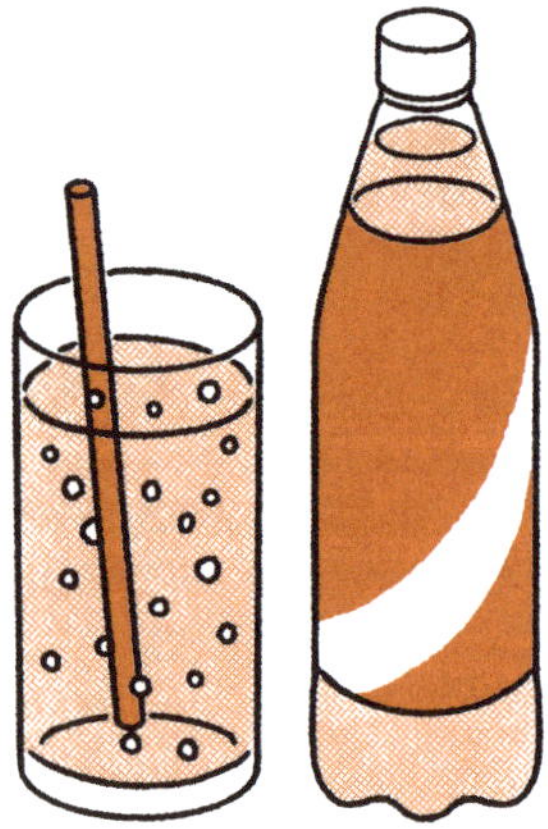

清涼飲料水に含まれる果糖ブドウ糖液糖に注意!

清涼飲料水の注意点は、糖質が大量に含まれているものが多いことです。

たとえば、コーラの糖質量を「日本食品標準成分表（八訂）増補 2023年」でチェックしてみましょう。500mLのペットボトル1本で57gの糖質が含まれています。これを角砂糖（1個3・3g）に換算すると約17個。砂糖より少量で甘味が強い果糖ブドウ糖液糖（異性化糖）が使われているため、500mL中にこれだけの糖質を含むことができるのです。

同様に、果糖ブドウ糖液糖を含むスポーツドリンクも調べてみると、500mLの糖質量は25g。角砂糖に換算すると約7・6個。夏場の熱中症対策として**スポーツドリンクを2本飲めば角砂糖を約15個も摂る**ことになります。

2015年、世界保健機関（WHO）は「成人及び児童の糖類摂取量」のガイドラインを発表しました。その内容の概要は次のとおりです。

成人および児童の1日当たりの遊離糖類《ゆうりとうるい》摂取量をエネルギー総摂取量の10%未満に抑えるなら、過体重・肥満・虫歯のリスクを減らせる明確な証拠がある。また5%まで減らして、1日25g（ティースプーン6杯分）程度に抑えるなら、さらに健康効果は増大する。

遊離糖類とは、おもにブドウ糖、果糖といった砂糖のこと。簡潔に言うなら、食品、飲料に添加されている糖類は控えめにしたほうがいいということです。

糖類ゼロ、カロリーゼロでも肥満を引き起こす可能性がある

さらに、WHOは2023年に、非糖質甘味料に関する新しいガイドラインを発表。「非糖質甘味料の使用は、成人および小児の体脂肪を減らす上で長期的な利益をもたらさないばかりか、成人の2型糖尿病、心血管疾患、死亡率の増加など、長期使用による望ましくない影響の可能性も示唆《しさ》されている」としています。

非糖質甘味料とは、アセスルファムKやスクラロース、アスパルテームといった合成甘味料や、ステビアなどの植物の甘味成分を抽出して精製された天然甘味料のことで、おもに「カロリーゼロ」「糖類ゼロ」「カロリーオフ」の飲料などに使われています。**これらを活用することは、逆に肥満を引き起こす可能性がある**ということもわかっています。

また、清涼飲料水に多く含まれている異性化糖（果糖ブドウ糖液糖や高果糖コーンシロップなど）と肥満は関係しているという論文も発表されています。

子どもの肥満を予防して早熟を防ぎ、身長を伸ばすためにも清涼飲料水を常飲することは避けたほうがいいのは明らかです。

しかし、日本の小学校高学年の子ども135人の清涼飲料水の摂取状況を調査した結果、清涼飲料水由来の炭水化物を1日50g以上摂っているという子どもが約30%もいたという報告もあります（平成22年「日本家政学会誌」より）。

114ページでも触れたように肥満傾向児の割合は男女ともに10歳から12歳が高く、10〜12

歳で10%を超えています。
清涼飲料水を常飲し、糖質を過剰摂取している子どもも、肥満児も特別珍しいというわけではないのです。
最後に、摂りすぎに注意したい清涼飲料水を糖質量とともにまとめておきます。飲み物は、子どもが自分で購入して飲むことも多いので、飲みすぎないよう、子どもにも知らせておきましょう。

清涼飲料水の糖質量をチェック

飲料名	ペットボトル1本（500mL中）の糖質量
ぶどう果汁10%飲料	65.5g
りんご果汁50%飲料	57.5g
オレンジ果汁50%飲料	54g
果実色炭酸飲料	64g
コーラ	57g
サイダー	51g
スポーツドリンク	25.5g

「日本食品標準成分表（八訂）増補 2023年」

Check!

原材料欄にアセスルファムK、スクラロース、アスパルテーム、ステビアが表示されているものは常飲しないようにしましょう

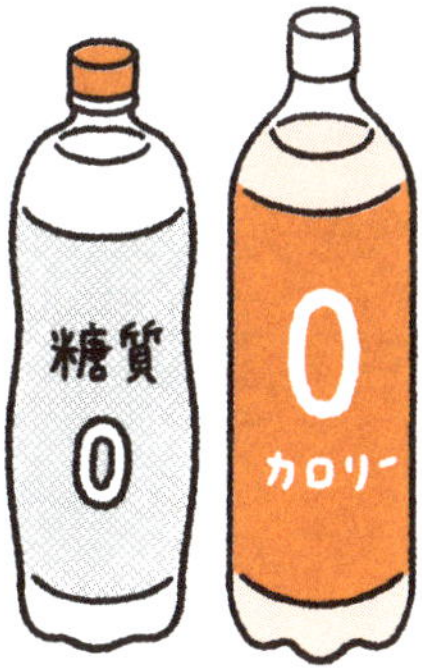

成長食の
ルール

26

もち麦ごはんを取り入れる

便秘は子どもの成長に悪影響。水溶性食物繊維をしっかり摂って便秘対策を

便秘を解消する食事のポイント

① 規則正しくしっかり食事を摂る
② 水溶性食物繊維を意識して摂る
③ 水分を十分補給する

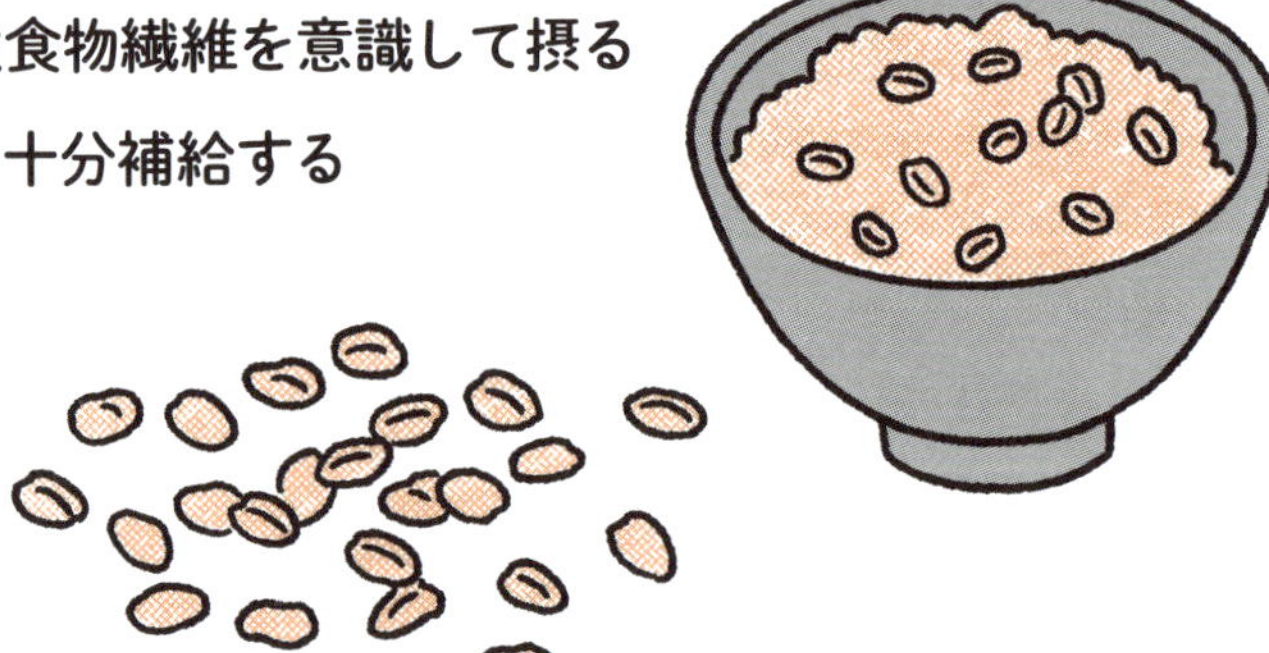

便秘による食欲低下が栄養不足を招く

子どもの便秘はとても多く、便が何日も出ない、便がカチコチになるなど、さまざまなケースがあります。そして、便秘は子どもの成長に悪影響を及ぼすことは間違いありません。子どものお通じを把握するために、毎日子どもに便の状態を聞くようにしましょう。

便秘対策を解説する前に、便秘と身長の関係についての調査結果を紹介しておきます。

台湾で1～15歳の便秘の子ども2426人を対象に、便秘と成長の関係を調査。便秘改善に取り組みながら、食欲、身長、体重の変化を調べた結果、次の内容が報告されています。

・便秘を改善できた子ども＝食欲が増加、身長が有意に伸びた
・便秘を改善できなかった子ども＝食欲が増加せず、身長の伸びが悪かった
・肥満の子ども＝慢性的な重度の便秘になりやすい

便秘と食欲、食欲と身長の伸び、肥満と便秘、便秘と栄養失調。さまざまな関連が見えてきます。はっきりしているのは、**慢性的な便秘によって、身長が伸びにくくなる**ということ。

子どもの食が細く、身長が伸びにくい場合、原因の1つに便秘があるかもしれません。また、肥満傾向のある子どもは、重度の便秘に陥るリスクが高くなります。肥満は早熟を招き、早熟は身長を伸びにくくする可能性がありますから、肥満と便秘の両方を改善する必要があります。

不溶性食物繊維を多く含むおもな食品

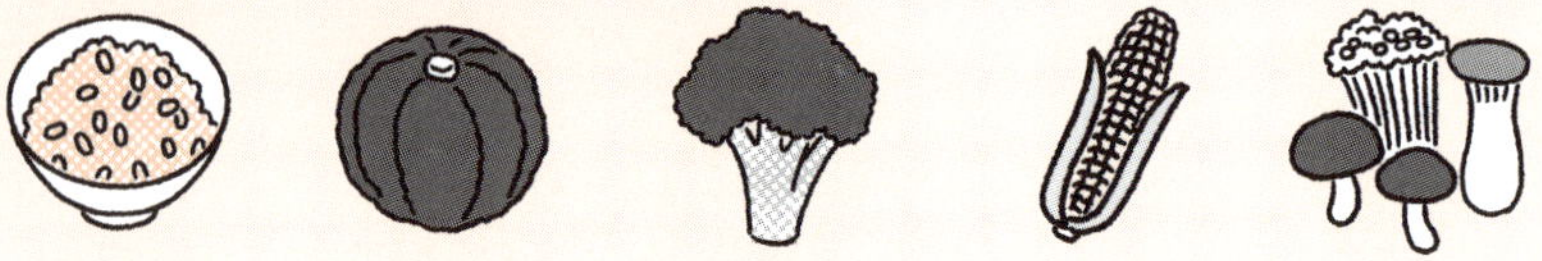
玄米
かぼちゃ
ブロッコリー
とうもろこし
きのこ

水溶性食物繊維を多く含むおもな食品

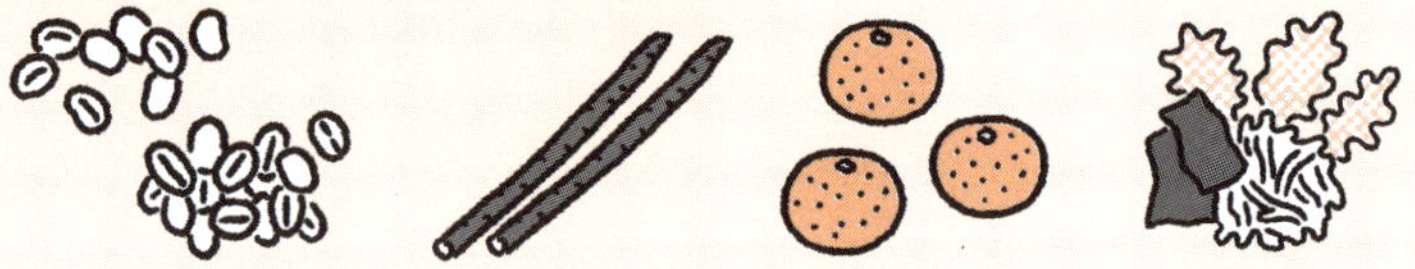

水溶性食物繊維が便を出しやすくする

便秘を改善するためには、規則正しい食事が欠かせません。120ページでお伝えしたように、私たちの体は体内時計のリズムに従って活動します。朝食を摂ることで内臓が活動をスタートし、排便が促されます。つまり、朝は便を出しやすいタイミングです。

日々の食事では食物繊維をしっかり摂ることが大切です。

食物繊維には不溶性と水溶性があり、特徴が異なります

- **不溶性食物繊維**＝便のかさを増し、腸の動きを活発にする。便が水分不足で硬くなる
- **水溶性食物繊維**＝便が水分を含んでやわらかくなり、便を出しやすくする

どちらも不可欠ですが、野菜の多くは不溶性食物繊維を多く含んでいるため、無意識のうちに不溶性食物繊維が多くなりすぎてしまい、便が硬くなって出しづらくなります。

つまり、水溶性食物繊維をしっかり摂ることが必要。

そこでおすすめしたいのがもち麦です。もち麦は大麦の一種

身長先生式レシピ

もち麦ごはん基本の分量と炊き方

材料の割合

米：2合
もち麦：1/2カップ
水：3カップ

1 炊飯釜に洗った米、もち麦、水を入れて30分浸水させる。
※もち麦は浸水なしでも炊けますが、浸水させたほうがよりもっちりした食感になります。

2 普通に炊く。

水溶性食物繊維たっぷり！

もち麦わかめごはん

材料とつくり方 炊飯器に洗った米2合、もち麦1/2カップを入れて30分浸水させる。カットわかめ大さじ2（約6g）、酒大さじ1、塩小さじ1、水3カップを加えてサッと混ぜ、普通に炊く。食べるときにごまをふる。

でプチプチとした食感が特徴。栄養の特徴は次のとおりです。

・**食物繊維は白米の約17倍。特にβ《ベータ》-グルカンという水溶性食物繊維が豊富**
・カルシウム、亜鉛、鉄、マグネシウムを含む
・ビタミンB群を含む
・たんぱく質を含む（乾燥100g中に7g含有）

水溶性食物繊維を多く含むだけでなく、身長を伸ばすために重要な5つの栄養素（88ページ参照）のうち、ビタミンD以外の栄養素をすべて含有。**便通をよくして子どもの身長を伸ばすのにとてもよい食材**だということがわかります。

おすすめの食べ方は、もち麦ごはん。米と一緒に炊くだけなので、とても簡単です。プチプチとした食感で自然と噛む回数も増えるでしょう。

上記に不溶性食物繊維、水溶性食物繊維を多く含む食材、もち麦ごはんの基本的な炊き方とアレンジレシピを紹介しますので、活用してください。

成長食の
ルール

27

おやつは ビーフジャーキー

たんぱく質、亜鉛、鉄を補給

ビーフジャーキーの栄養ポイント

1. 少量でもたんぱく質を摂れる
2. 亜鉛、鉄、
代謝を促すビタミンB群も含む
3. 糖質、脂質はかなり少ない
4. 噛む回数が増える

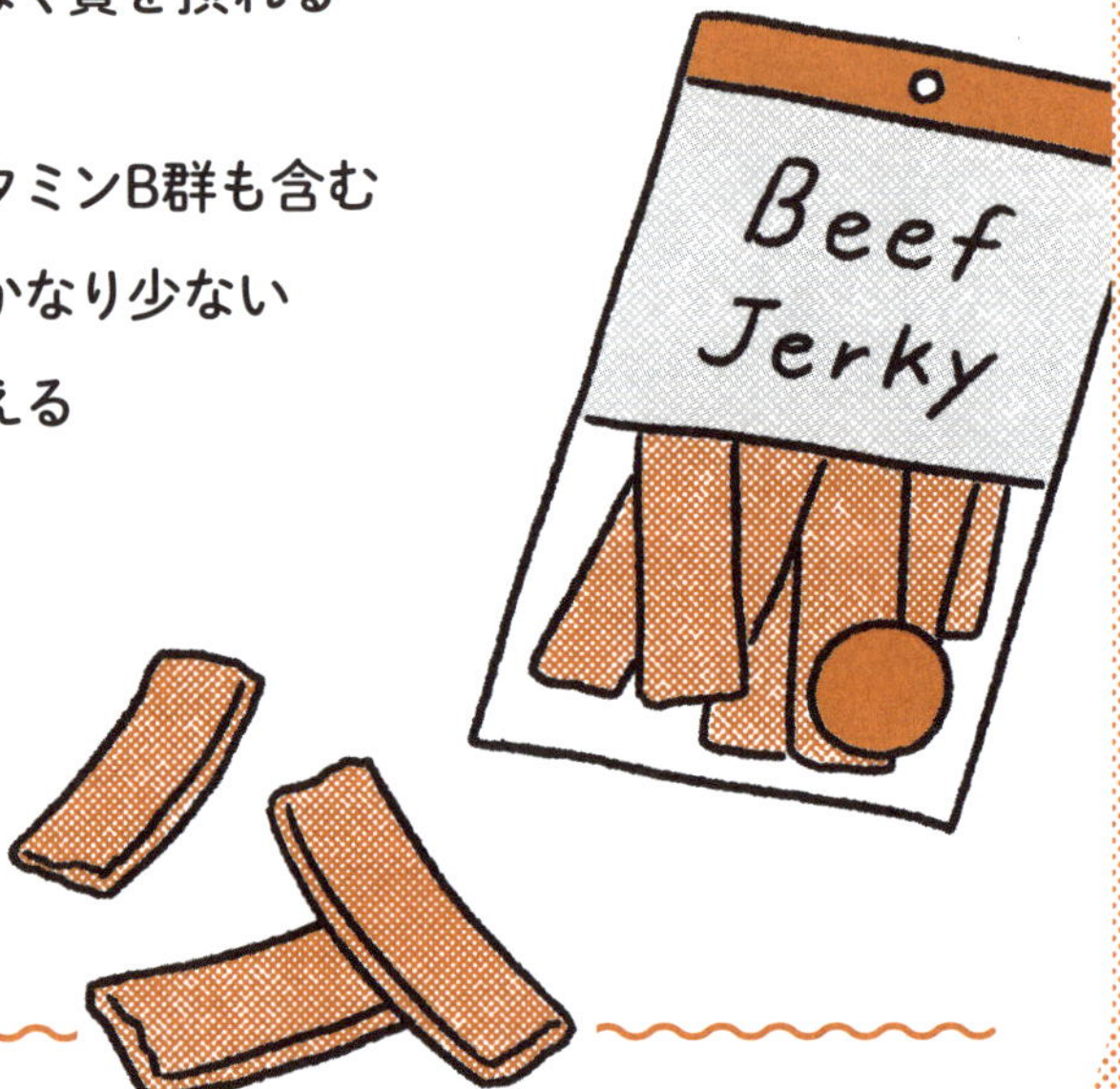

糖質、脂質控えめなので、体脂肪が気になる子どもにもおすすめ

子どもにとって**おやつは重要な栄養補給のチャンス**です。なんとなくチョコレートを口にする、なんとなくスナック菓子を食べるというのが習慣になっているなら、身長を伸ばす栄養を摂れるものにチェンジしましょう。

おすすめのおやつは、ビーフジャーキーです。手軽につまめることも理由の1つですが、何より**ビーフジャーキーは栄養価が優れています**。

ビーフジャーキー20g（標準的なもので約4枚）でたんぱく質を11g摂ることができ、子どもの身長を伸ばすのに欠かせない亜鉛や鉄、ビタミンB群も含有。脂質と糖質は少ししか含まれていないので、体脂肪が気になる子どもにもおすすめです。

もうひとつ、**ビーフジャーキーの長所は、噛みごたえがあること**です。82ページで解説したように、噛むことのメリットはたくさんあります。よく噛むことで脳の満腹中枢が刺激されるので、チョコレートやスナック菓子のように一度にたくさん食べすぎることもないでしょう。

ビーフジャーキーは、肉に下味をつけて干したり燻《いぶ》したりした保存食ですから、手間はかかるものの自作することも可能です。

また、市販のビーフジャーキーの原材料を調べてみたところ、合成保存料や着色料が使われていない商品もたくさんあるようです。購入の際は、原材料欄をチェックして、添加物が含まれていないものを選ぶことをおすすめします。

成長食の
ルール

28

サプリメントには できるだけ頼らない

過剰摂取のリスクがあるので、自己判断での摂取は危険

サプリメントの注意点

1. 栄養素によって過剰摂取になるリスクがある
2. 成長期の子どもは体の変化が大きいため、適量を見極めるのが難しい
3. 商品ごとに含有量が異なり、選ぶのが難しい
4. 商品によっては含有量が少なすぎて効果を得にくいこともある

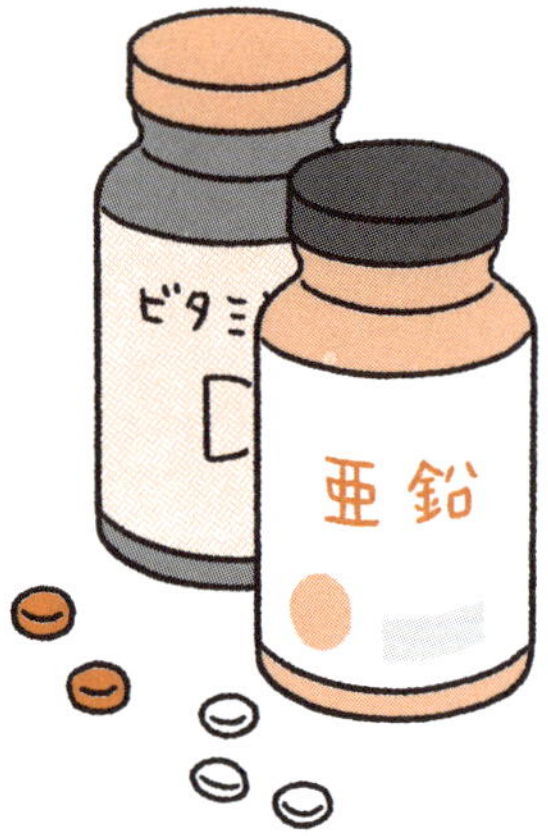

高含有のサプリメントでは1粒で過剰摂取につながることも

クリニックでも、SNSでも「おすすめのサプリメントを教えてください」という質問が多く寄せられます。それだけみなさん興味がある内容ということでしょう。

ここまで身長を伸ばすための栄養、食事について解説してきたなかで、気になる栄養素、子どもの食事の傾向から不足しているであろう栄養素もなんとなくわかったのではないでしょうか。それらをサプリメントで摂りたいと思う気持ちも、よく理解できます。

しかし、ここで私から「サプリメントを活用しましょう」と、軽く言うことはできません。その理由は、**適した商品を選ぶ難しさ、変化が著しい子どもに対して適量を見極める難しさ、栄養素によっては過剰摂取による害が発生するリスクがある**ということが挙げられます。

たとえば、脂溶性の亜鉛やビタミンDは注意すべき成分の代表です。水溶性の成分は、過剰分は尿とともに排泄されますが、脂溶性の成分は水に溶けないため、過剰分は体内に蓄積されます。食事で摂るぶんには、よほど偏った摂り方をしない限り摂りすぎることはありませんが、高含有量のサプリメントでは、1粒、2粒が過剰摂取につながり、体内に蓄積され、急性中毒やほかの栄養素の吸収を妨げるなどの害が起こることがあります。そのため、私のクリニックではサプリメントを処方する際は、定期的に血液検査をして、栄養状態を把握し、摂取量をコントロールしていきます。それくらい慎重でなくてはいけないのです。

サプリメントを活用したい場合は、くわしい医師に相談してください。

成長食の
ルール
29

メニューに迷ったら身長先生式・全部入りレシピを

1品で栄養を十分摂れる“お助けレシピ”があると安心

身長先生式・全部入りレシピのポイント

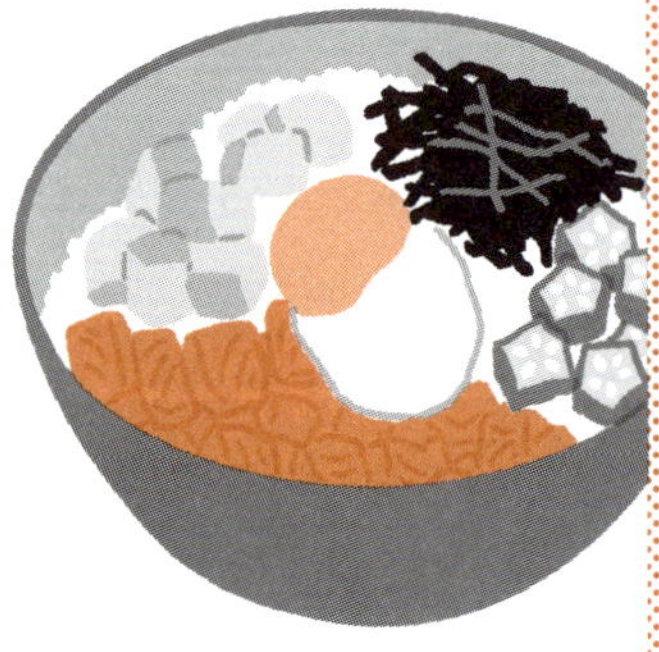

① 身長を伸ばすために必要な5つの重要栄養素がすべて摂れる

② 全部入りレシピをいくつかレパートリーに入れておくことで、メニューに悩んだときに頼りになる

③ 子どもの活動量や成長に合わせて、食材の量を調整

④ 147ページからの「栄養素別おすすめ食材カタログ」を参考にアレンジしてもOK

アレンジもできる「全部入りレシピ」でメニューの悩みを解消

毎日の食事づくりでは、メニューに悩み、行き詰まることがあるかもしれません。

しかし、そんな親の悩みをきっかけに、子どもの身長を伸ばす食事づくりに挫折してしまうのは、とても残念で悔しい。身長先生としては、よりよい方法で乗り越えてほしいのです。

そこで提案したいのが、「身長先生式・全部入りレシピ」です。

88ページで解説した、たんぱく質・鉄・亜鉛・ビタミンD・カルシウムの**「身長を伸ばす5つの重要栄養素」を1品に全部盛り込み、さらに、身長を伸ばすのに欠かせない必須アミノ酸を十分摂れるよう動物性のたんぱく源を2種類使用。**「動物性たんぱく質おかず2品ルール」にも則したレシピとなっています。

1品をつくるだけでいいので、忙しいときのお助けレシピとして活用していただいてもいいですし、定期的に食べるのもおすすめです。ただし、栄養はいろいろな食材から摂ったほうがバランスがよくなるので、同じ食材、同じレシピばかりにならないようにしましょう。

レシピは次のページから紹介しています。子どもの年齢、運動量などに合わせて、ごはんの量、食べる量を調整してください。

また、147ページから「身長を伸ばす5つの重要栄養素」を含むおすすめ食材を紹介していますので、食材を替えてアレンジすることも可能。5つの重要栄養素を含む食材を組み合わせて、オリジナルの全部入りレシピを考案するのもいいでしょう。

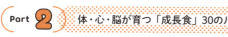

（加熱不要、ノンオイルで栄養を無駄なく摂取）

マグロばくだん丼

身長先生式**全部入りレシピ❶**

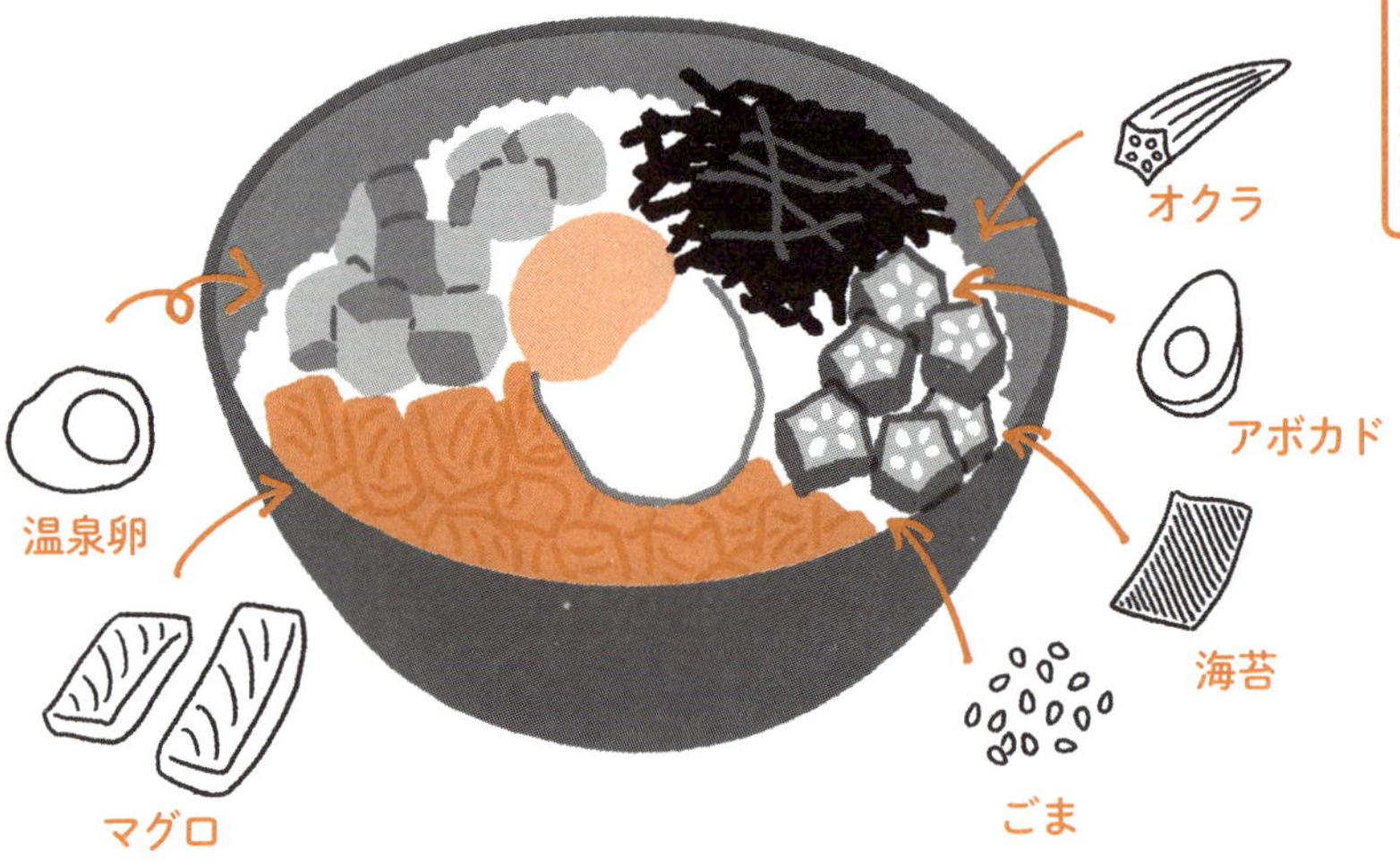

材料（2人分）

ごはん…茶碗２杯
マグロ赤身刺身用
…160g
めんつゆ（３倍濃縮）
…大さじ１
オクラ…５本
アボカド…１/２個
温泉卵…２個
海苔（手巻き寿司用）
…２枚
炒りごま…大さじ１

つくり方

1 マグロは角切りにし、めんつゆに浸して約10分置く。オクラは塩もみして洗い流し、小口切りにする。アボカドは角切りにする。

2 茶碗にごはんを盛り、それぞれに、マグロ、オクラ、アボカド、温泉卵をのせ、海苔をちぎり入れ、ごまを散らす。

栄養データ

※１人あたり（ごはんは除く）

- エネルギー：約350kcal
- たんぱく質：33g
- 鉄：3.4mg
- 亜鉛：2.3mg
- ビタミンD：5.2μg
- カルシウム：200mg

豆苗はたんぱく質豊富でノンイソフラボン

ササミとキクラゲのふわたま炒め

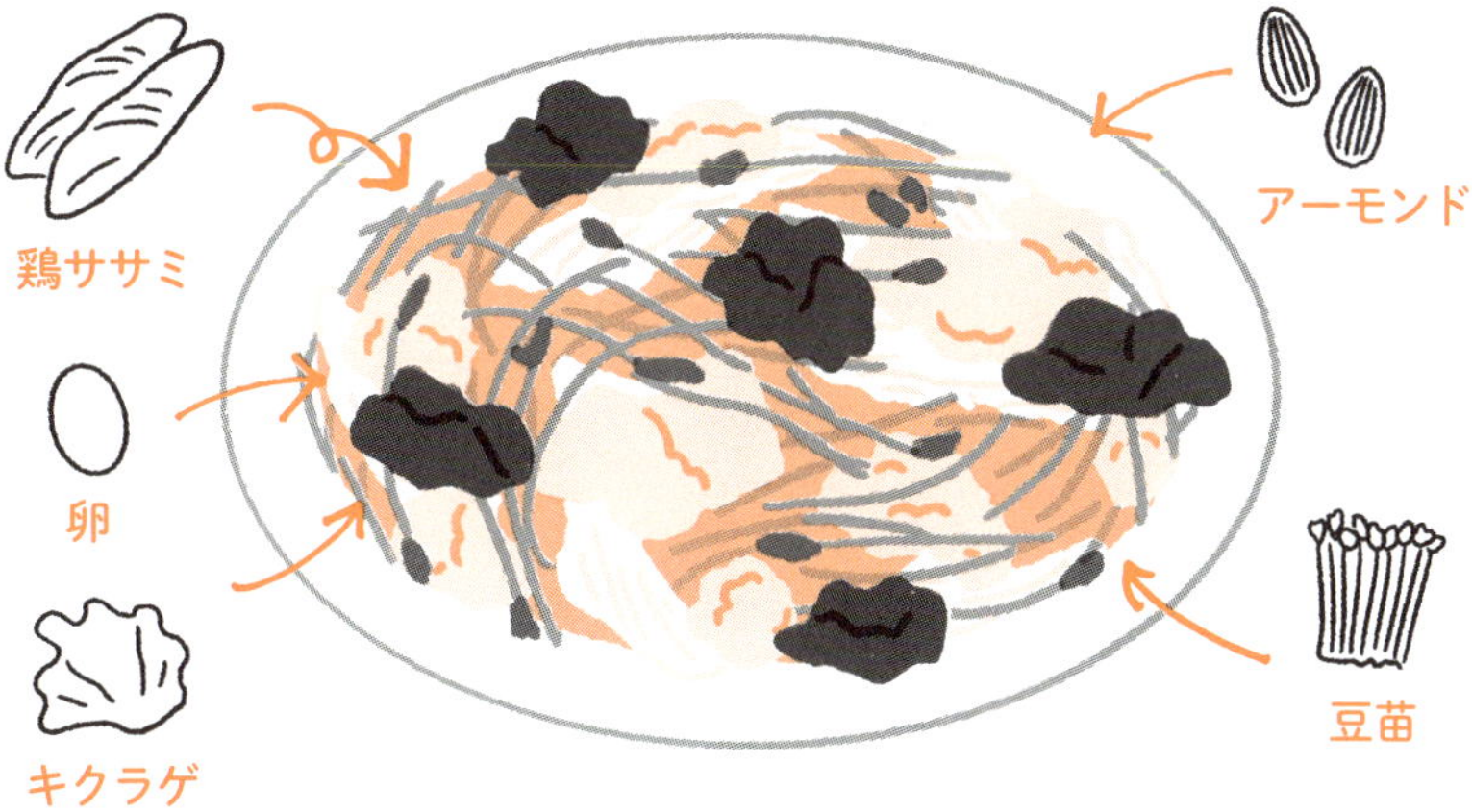

材料（2人分）

キクラゲ（乾燥）… 5g
卵… 3個
鶏ササミ… 3本
塩…ひとつまみ
豆苗… 1パック
アーモンド（素焼き）…20g
ごま油…小さじ2
鶏ガラだしの素（顆粒）…小さじ2

つくり方

1 キクラゲはお湯に浸して30分以上置く。卵は溶きほぐす。ササミはひと口サイズに切り、塩をふる。豆苗は長さ約5㎝に切る。アーモンドは粗く刻む。

2 フライパンにごま油を入れて中火にかけ、ササミと豆苗を炒める。ササミに火が通ったら鶏ガラだしの素、キクラゲ、卵を加える。卵が固まってきたらざっくりと炒め合わせ、アーモンドを散らす。

栄養データ

※1人あたり

- エネルギー：約326㎉
- たんぱく質：35g
- 鉄：3.1㎎
- 亜鉛：2.1㎎
- ビタミンD：5.0μg
- カルシウム：75mg

パセリを加えて栄養価UP！

鮭とブロッコリーのチーズ蒸し

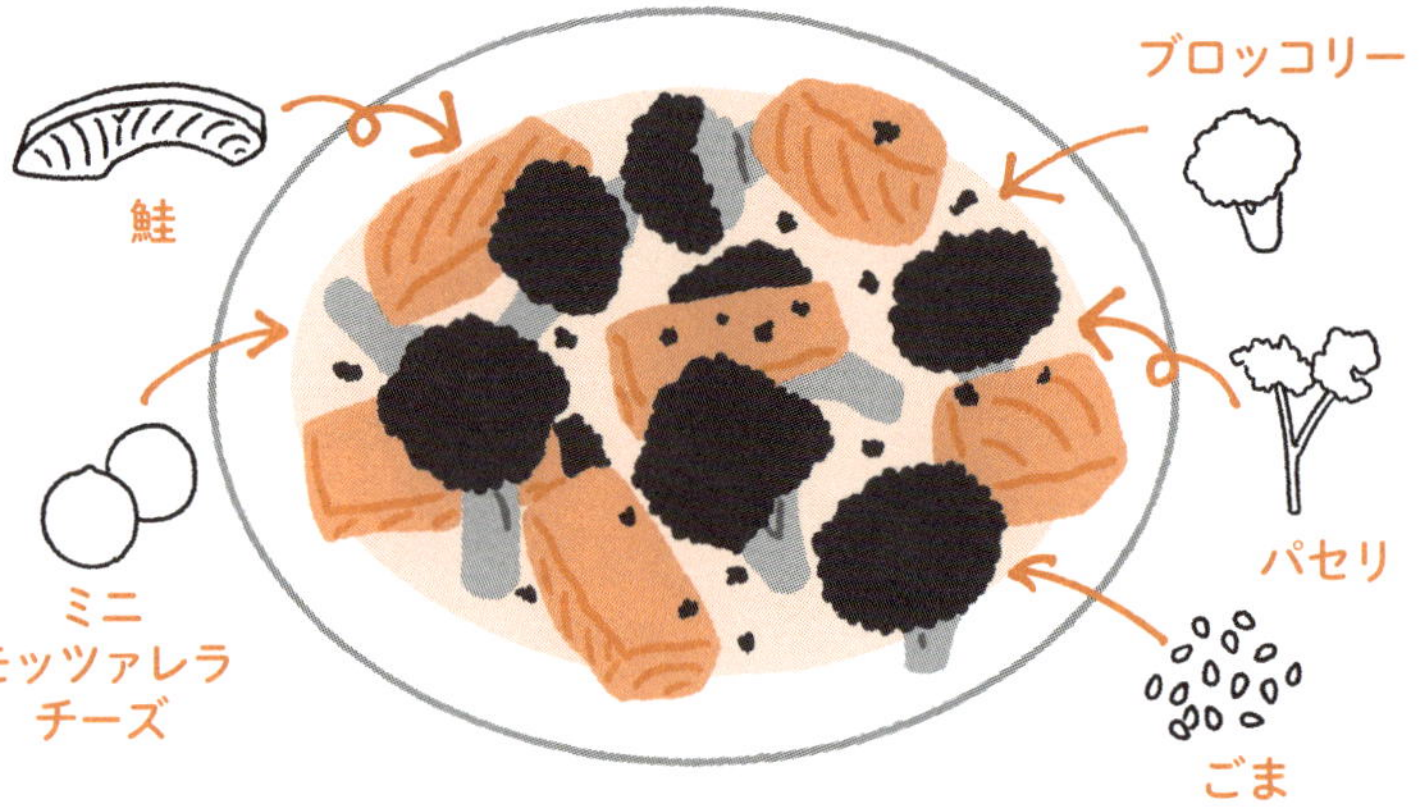
鮭
ブロッコリー
パセリ
ミニ
モッツァレラ
チーズ
ごま

材料（2人分）

生鮭…2切
ブロッコリー…100g
パセリ…10g
ニンニク…1かけ
塩…小さじ1/4
オリーブオイル
…小さじ2
酒…大さじ1
ミニモッツァレラチーズ
…100g
しょうゆ…小さじ2
炒りごま…大さじ1

つくり方

1 鮭はひと口サイズに切り、腹骨、中骨を取り除く。ブロッコリーは小房に分ける。パセリ、ニンニクは粗みじん切りにする。

2 フライパンに鮭、ブロッコリー、パセリ、ニンニクを入れ、塩をふる。オリーブオイル、酒を回しかけ、中火にかける。ふたをして10分蒸し焼きにする。モッツァレラチーズを加え、しょうゆを回しかけてざっと混ぜ、ごまをふる。

栄養データ

※1人あたり

- エネルギー：約400kcal
- たんぱく質：33g
- 鉄：2.6mg
- 亜鉛：2.8mg
- ビタミンD：25.7μg
- カルシウム：300mg

栄養素別おすすめ食材リスト

※「日本食品標準成分表（八訂）増補 2023年」
食材の種類や部位によって異なります

①たんぱく質

食材名	たんぱく質量
鶏ムネ肉（皮なし）：100g	24g
鶏ササミ：100g	25g
豚ヒレ肉（赤身）：100g	23g
豚モモ肉（赤身）：100g	22g
牛サーロイン（赤身）：100g	22g
マグロ（赤身）：100g	26g
塩鮭：100g	22g
サバ：100g	21g
ホタテ貝柱：100g	17g
エビ：100g	20g
ゆでタコ：100g	22g
サバ水煮缶：100g	21g
ツナ缶（油漬）：100g	18g
卵：1個（50g）	6g
普通牛乳：200㎖	7g
低脂肪乳：200㎖	8g
プロセスチーズ：20g	5g
ヨーグルト（無糖・低脂肪）：100g	4g

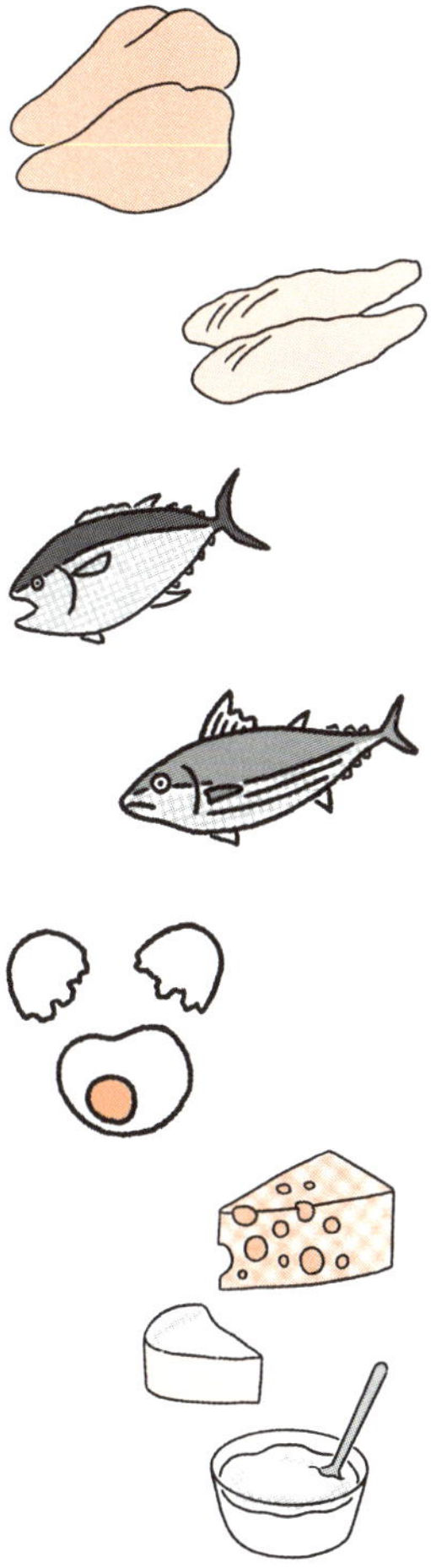

②鉄

食材名	鉄量
豚レバー：100g	13.0mg
鶏レバー：100g	9.0mg
牛レバー：100g	4.0mg
牛モモ肉：100g	2.8mg
豚モモ肉：100g	0.7mg
卵：1個	0.8mg
サバ水煮缶：100g	1.6mg
マグロ・トロ：100g	1.6mg
カツオ：100g	1.9mg
サンマ：1尾（150g）	2.1mg
カラフトししゃも：100g	1.6mg
マイワシ丸干し：50g	2.2mg
アサリ：100g	2.2mg
青海苔：小さじ1（1g）	0.8mg
サラダ菜：100g	2.4mg
小松菜：100g	2.8mg
水菜：100g	2.1mg
グリンピース：100g	1.7mg

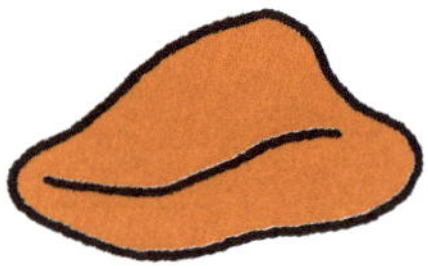

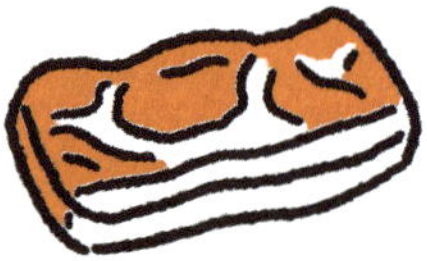

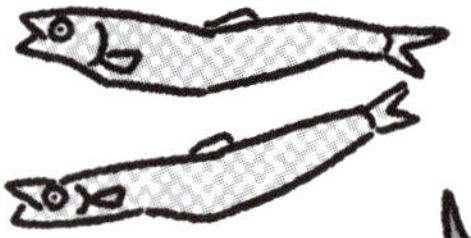

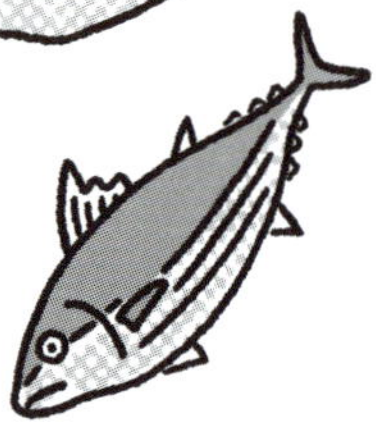

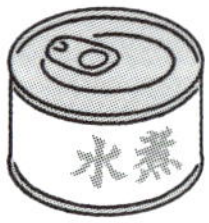

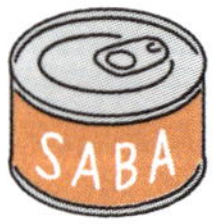

③亜鉛

食材名	亜鉛量
豚レバー：100g	6.9㎎
牛肉：100g	2.6〜5.7㎎
鶏レバー：100g	3.3㎎
牛レバー：100g	3.8㎎
牡蠣：100g	14.0㎎
うなぎ蒲焼：100g	2.7㎎
カラフトししゃも：100g	1.8㎎
サバ水煮缶：100g	1.7㎎
アサリ水煮缶：100g	1.7㎎
ちりめんじゃこ：30g	0.9㎎
たらこ：50g	1.6㎎
そら豆：100g	1.4㎎
たけのこ（ゆで）：100g	1.2㎎
グリンピース：100g	1.2㎎
ごま：大さじ1（10g）	0.6㎎
普通牛乳・低脂肪乳：200㎖	0.8㎎
プロセスチーズ：20g	0.6㎎
カシューナッツ：20g	1.1㎎

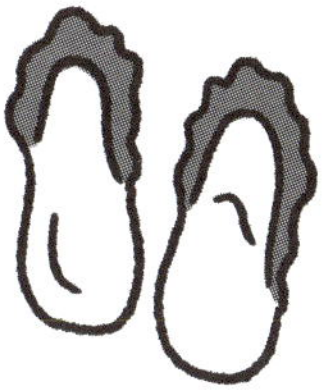
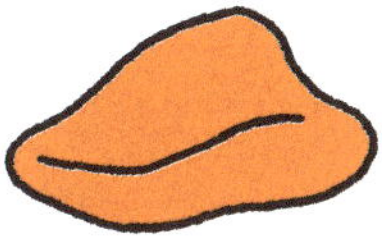
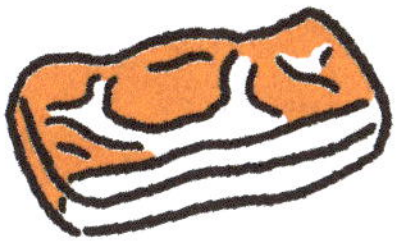
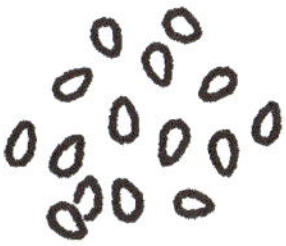
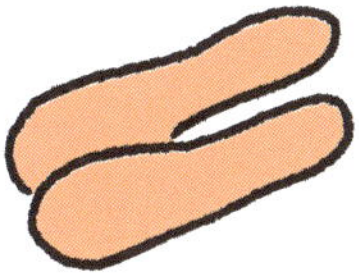
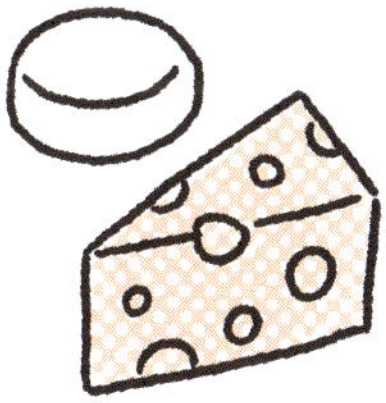

④ビタミンD

食材名	ビタミンD量
ちりめんじゃこ：30g	18.3μg
釜揚げしらす：50g	2.1μg
マイワシ丸干し：50g	25.0μg
鮭：100g	生鮭32.0μg 塩鮭23.0μg
うなぎ蒲焼：100g	19.0μg
サンマ：1尾（150g）	24.0μg
マグロ：100g	トロ18.0μg 赤身5.0μg
カレイ：100g	13.0μg
アジ：100g	8.9μg
メカジキ：100g	8.8μg
ブリ：100g	8.0μg
イワシ蒲焼缶：100g	17.0μg
サバ水煮缶：100g	11.0μg
魚介つみれ：100g	5.0μg
卵：1個（50g）	1.9μg
エリンギ：1本（50g）	0.6μg
生しいたけ：2個（30g）	0.1μg
キクラゲ（乾燥）：5g	4.3μg

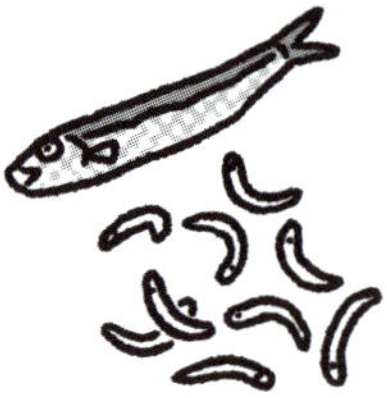
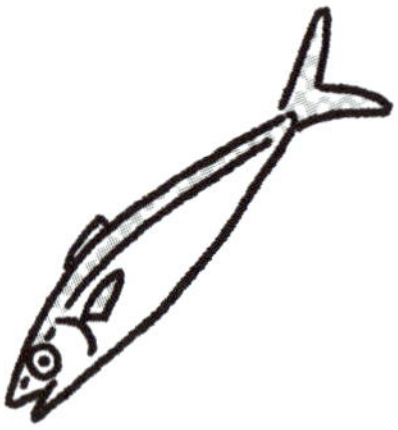
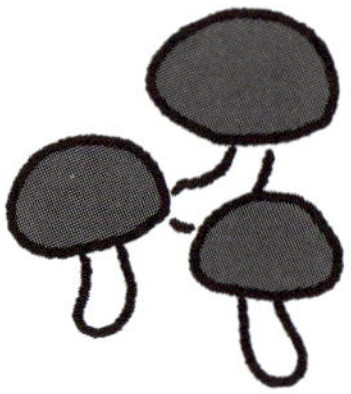
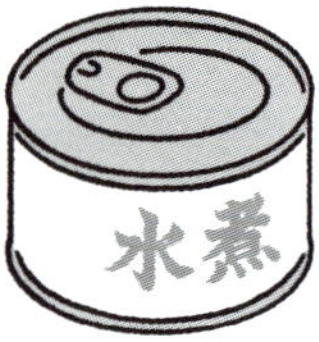

⑤カルシウム

食材名	カルシウム量
普通牛乳：200㎖	220㎎
低脂肪乳：200㎖	260㎎
プロセスチーズ：20g	130㎎
プレーンヨーグルト：100g	120㎎
干しエビ：5g	355㎎
ちりめんじゃこ：30g	160㎎
釜揚げしらす：50g	105㎎
煮干し：5g	110㎎
カラフトししゃも：100g	350㎎
サバ水煮缶：100g	260㎎
魚肉ソーセージ：1本（70g）	70㎎
水菜：100g	210㎎
小松菜：100g	170㎎
大根の葉：100g	260㎎
オクラ：5本	46㎎
ほうれん草：100g	49㎎
パセリ：20g	58㎎
切り干し大根：10g	500㎎

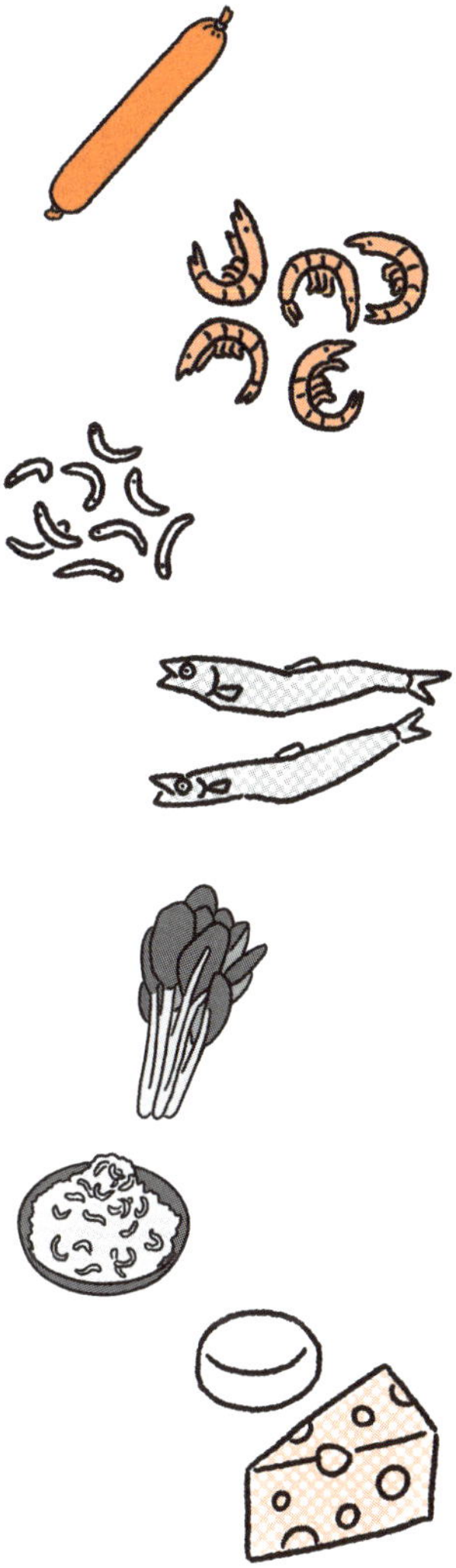

成長食の
ルール

30

食事と心身の悩みは工夫すれば解決できる

好き嫌い、少食、肥満、不眠、疲労……。食事の工夫で解決可能！

成長期の子どもの食事と心身のおもな悩み

1. 食が細く、食べる量が少ない
2. 体脂肪が多い
3. ハードな運動で疲労が溜まっている
4. 寝つきが悪い、朝なかなか起きられない
5. 好き嫌いが多い

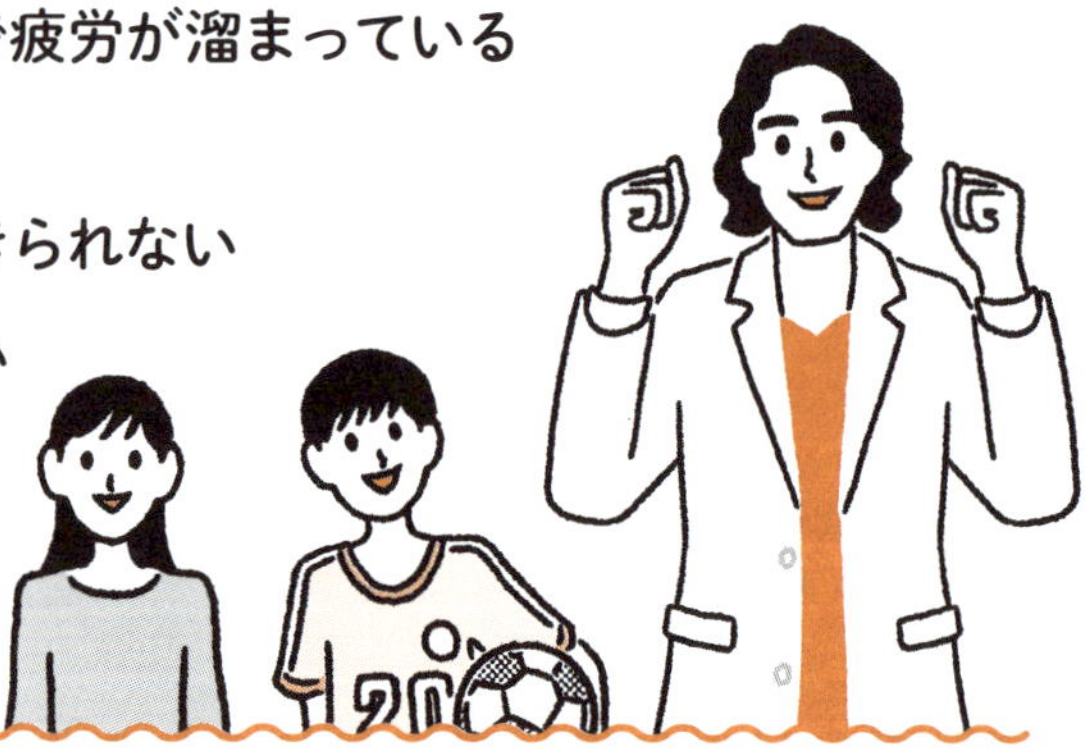

仕方がないとあきらめず、工夫を続けることが解決への道

身長を伸ばすためには、栄養をしっかり補給し、1㎜を積み重ねる日々の努力をしましょうと最初にお伝えしました。そのなかで、子どもの心身の状態や食事についての悩みを抱えることも多かれ少なかれあるでしょう。

そこで、**仕方がないとあきらめるか、なんとかしようと取り組むかは大きな違い**です。

多くの親が抱えている悩みの1つに子どもの好き嫌いがあります。多くの場合は何度か出して食べてもらえないことが続くと、食卓に出すのをやめてしまいますが、あきらめずに8〜15回出し続けることで子どもの受容性が高まるという調査結果もあります。この調査の対象は4カ月〜2歳の小さい子どもですが、試してみる価値はあるでしょう。

さらに、子どもの好き嫌いの克服をテーマにした日本の大学生166名へのアンケート調査では、幼児期に苦手だった食べ物でも中学時代には克服できていることが多く、克服できた理由については「食べてみたらおいしかった」「調理法の工夫で食べられるようになった」「食べる機会の増加」「家族の影響」という答えが多くみられました。実際、親たちにも同じような経験があるのではないでしょうか。

食が細い、体脂肪が多い、疲労が溜まっている、寝つきが悪いといった成長を妨げる悩みについても、生活習慣を見直し、食べ物に含まれる栄養の働きを上手に利用し、食事の工夫をすることで解決できます。

悩み
1
食が細く、食べる量が少ない

食べ心地を軽く、のど通りをよくする工夫を

食が細い子どもには、**間食を多用して栄養を補うのは逆効果**です。食事のリズムを乱さず、1日3食をしっかり食べるというリズムを身につけることを優先しましょう。

おすすめは、食べやすさを重視したメニューです。肉食が負担であったり、ごはんを食べることがしんどいというケースもあります。ふわふわと軽い食感であったり、つるんとのど通りがよいメニューで、**「食べることはしんどくない」というイメージを持たせましょう。**

アレンジを加えて、味、食感、香りなど興味の幅を広げて、食べる量を増やしていければ、大きな成長です。しっかり食べることができたときには、言葉にして褒めてください。

また、生活習慣に問題があることも多いので、次の項目をチェックして、改善に努めましょう。

□おやつを食べすぎている➡一度おやつをやめてみる
□清涼飲料水を常飲している➡清涼飲料水を麦茶やミネラルウォーター、牛乳に替える
□便秘を繰り返している➡野菜、海藻の摂取量を増やす。もち麦ごはんを取り入れる（134ページ参照）
□運動不足➡外で遊ぶ時間を増やす。難しい場合は、室内でストレッチやダンスをしてみる
□よく眠れていない➡寝る直前のスマホやテレビをやめる。夕食を20時までに終える

身長先生式 レシピ

ふんわり軽い食べ心地
4種類のたんぱく源入りで栄養価◎

はんぺんチーズボール

〈保存期間：冷蔵で2〜3日〉

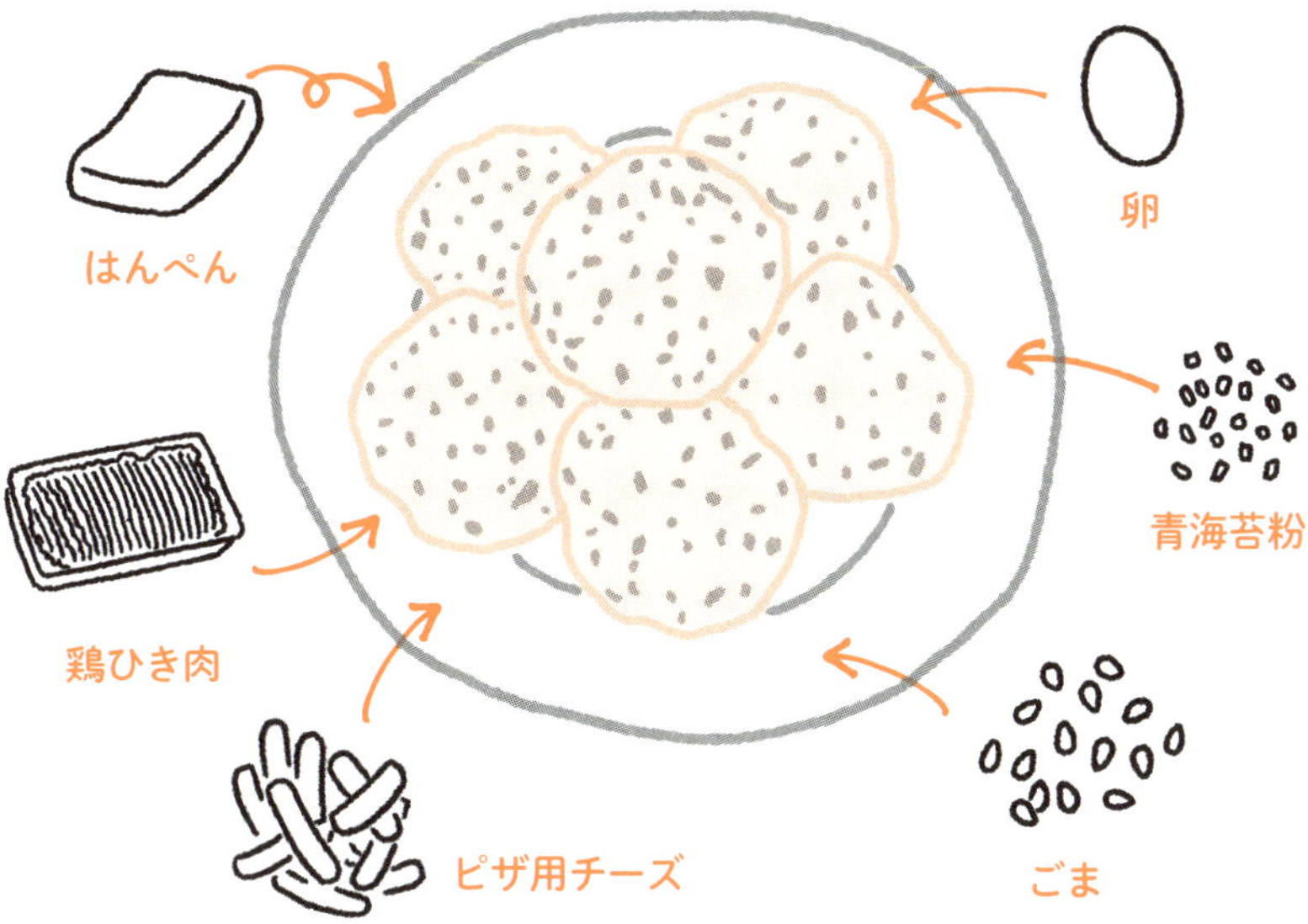

材料（つくりやすい分量）

A
- はんぺん…１枚
- 鶏ひき肉…60g
- 卵…１個
- ピザ用チーズ…40g
- 青海苔粉…小さじ１
- 炒りごま…小さじ１

バター…10g

つくり方

1 ポリ袋にAを入れ、手でもんではんぺんをつぶしながらよく混ぜる。

2 フライパンにバターを入れて弱めの中火にかけ、1をスプーンですくってひと口サイズに丸めながら、フライパンに入れていく。

3 ふたをして２分焼き、ふたを取り、転がしながら２〜３分焼く。

悩み
2
体脂肪が多い

食べすぎを防ぎ、脂肪燃焼を促す献立を取り入れる

体脂肪が増える原因はカロリーオーバー。そしてカロリーオーバーの原因は次の3つです。①脂質、糖質の摂りすぎ ②脂質、糖質の代謝を促すビタミンB群の不足 ③早食いによる食べすぎ

この3つは、献立を少し工夫をするだけで解決が可能。その工夫は次のとおりです。

- **低脂肪、高たんぱくの食材を使う**
- **調理油をできるだけ減らす**
- **噛みごたえのある食材を取り入れる**
- **ごはんの量を減らす**
- **たんぱく源入りの汁物を取り入れる**

ここでおすすめしたい低脂肪、高たんぱくの食材はタコ。タコは噛みごたえがあるので満足感のアップにもつながり、さらに、脂肪燃焼効果のあるタウリンも含有。炊き込みごはんにすればノンオイルでおいしく料理できます。炊き込みごはんにはブロッコリーを加えて代謝を上げるビタミンB群を補給。かさ増し効果もあるのでごはんの減量にもなります。汁物にもたんぱく源を加えれば、「たんぱく質おかず2品ルール」にも則した献立になります。

身長先生式レシピ

代謝を上げて脂肪燃焼を促進

タコの炊き込みごはん

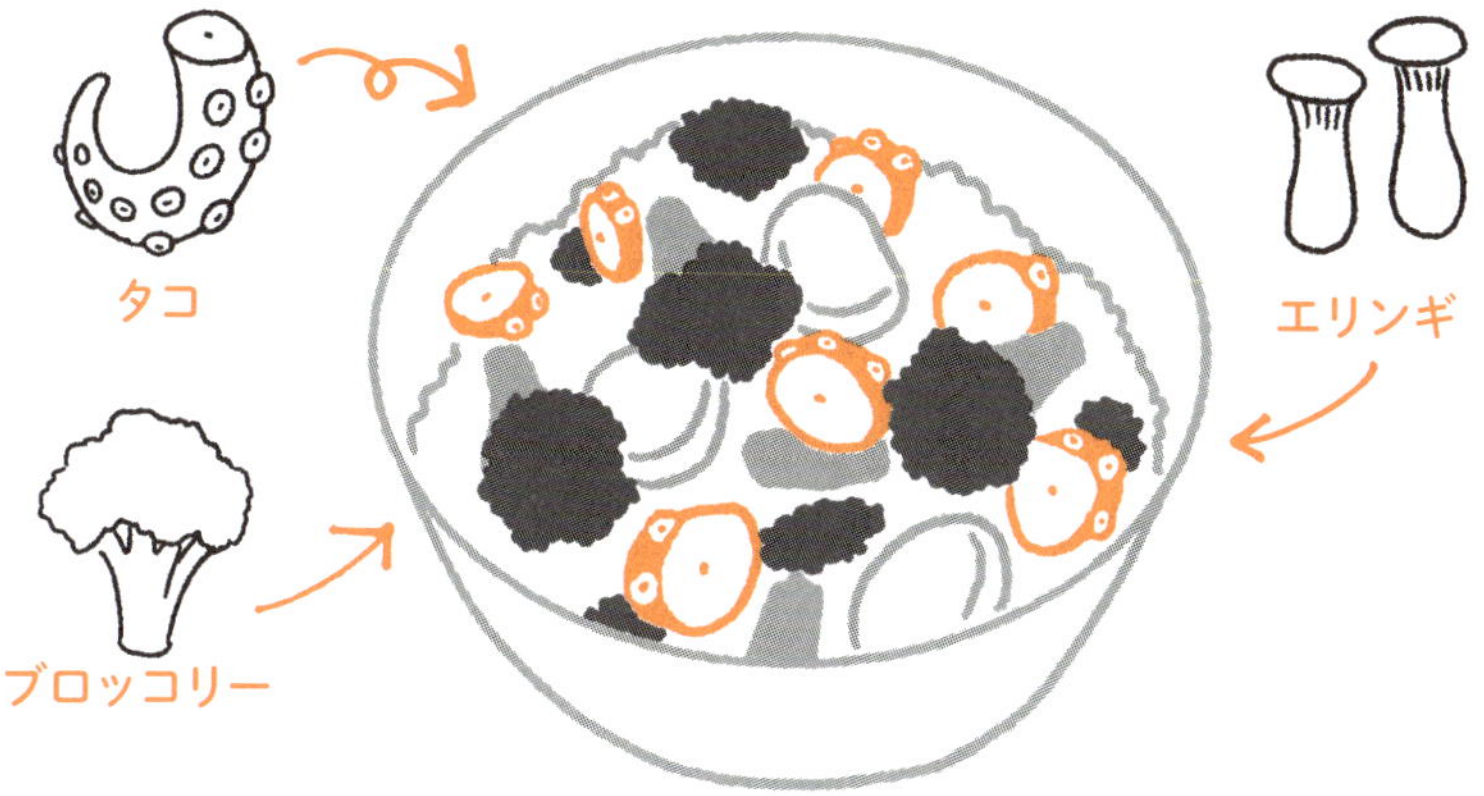

材料（4人分）

米…２合
水…２カップ
タコ…250g
ブロッコリー…1/2株
エリンギ…２本
和風だしパック…１個
塩…小さじ１

つくり方

1 タコは厚さ５㎜ほどの薄切りにする。ブロッコリーは小房に分ける。エリンギは厚さ1.5㎝の輪切りにする。

2 炊飯釜に洗った米、水、その他の材料をすべて入れ、普通に炊く。

3 炊き上がったらだしパックを取り出して混ぜる。

チーズも入れて、たんぱく質をしっかり補給

ササミトマトスープ

材料（4人分）とつくり方

鍋に水4カップを入れて中火にかけ、ひと口サイズに切った鶏ササミ（4本）、スライスした玉ねぎ（1/2個）、ミニトマト（12個）、鶏ガラスープの素（小さじ4）を入れて5分煮る。ミニモッツァレラチーズ（12個）を加えて軽く温め、塩少々で味を調える。

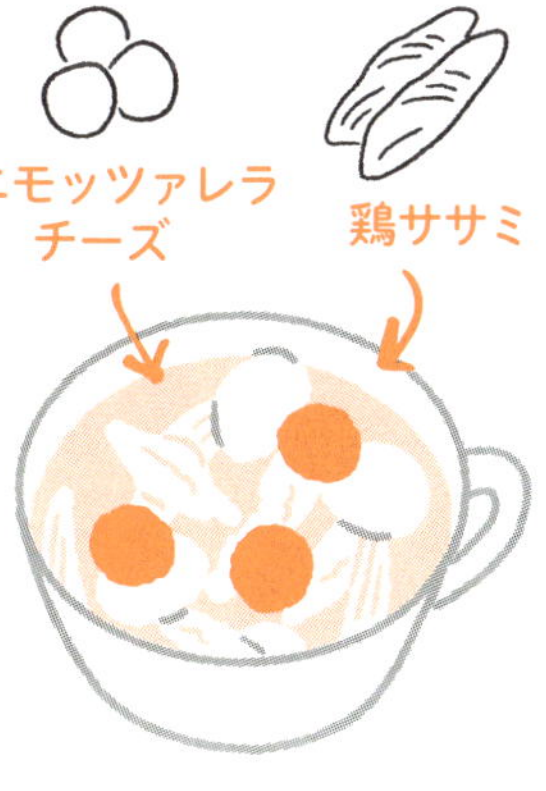

悩み
3

ハードな運動で疲労が溜まっている

抗酸化成分を取り入れて疲労回復&予防を

私のクリニックには、スポーツをしている子どもも多く訪れます。疲れが溜まっている子どもも少なくありません。ほかにも、習い事などで疲れている子どももたくさんいます。

疲れているときはカレー味がおすすめです。カレーはアスリートの多くが試合後に取り入れているリカバリー食。栄養をしっかり摂れるうえに、食欲が落ちていてもカレーなら食べられるという選手も多いそうです。

疲労の回復や予防のために試していただきたいのが鶏ムネ肉です。鶏ムネ肉には、強い抗酸化作用のあるイミダゾールジペプチドという成分が含まれています。特にハードな運動後は、体が酸化ストレスにさらされやすくなります。酸化は細胞を劣化させるため、代謝が低下するなどして疲れが溜まりやすくなります。イミダゾールジペプチドは、細胞を酸化から守る働きが期待できるため、定期的に摂ることで疲労の回復や予防にもつながることがわかっています。

具の野菜は抗酸化作用のある緑黄色野菜がおすすめですが、自由にアレンジしてください。今回のレシピで取り入れたグリンピースは、たんぱく質、鉄、亜鉛、カルシウムを含んでいるので、身長を伸ばすという点においてもおすすめです。また、ルウではなくカレー粉とヨーグルトを使うので食べ心地があっさり。たくさん食べられるのでたんぱく質を増量できます。

身長先生式レシピ

ノンオイル、ノン小麦粉。
軽い食べ心地で食欲増進

タンドリーチキン

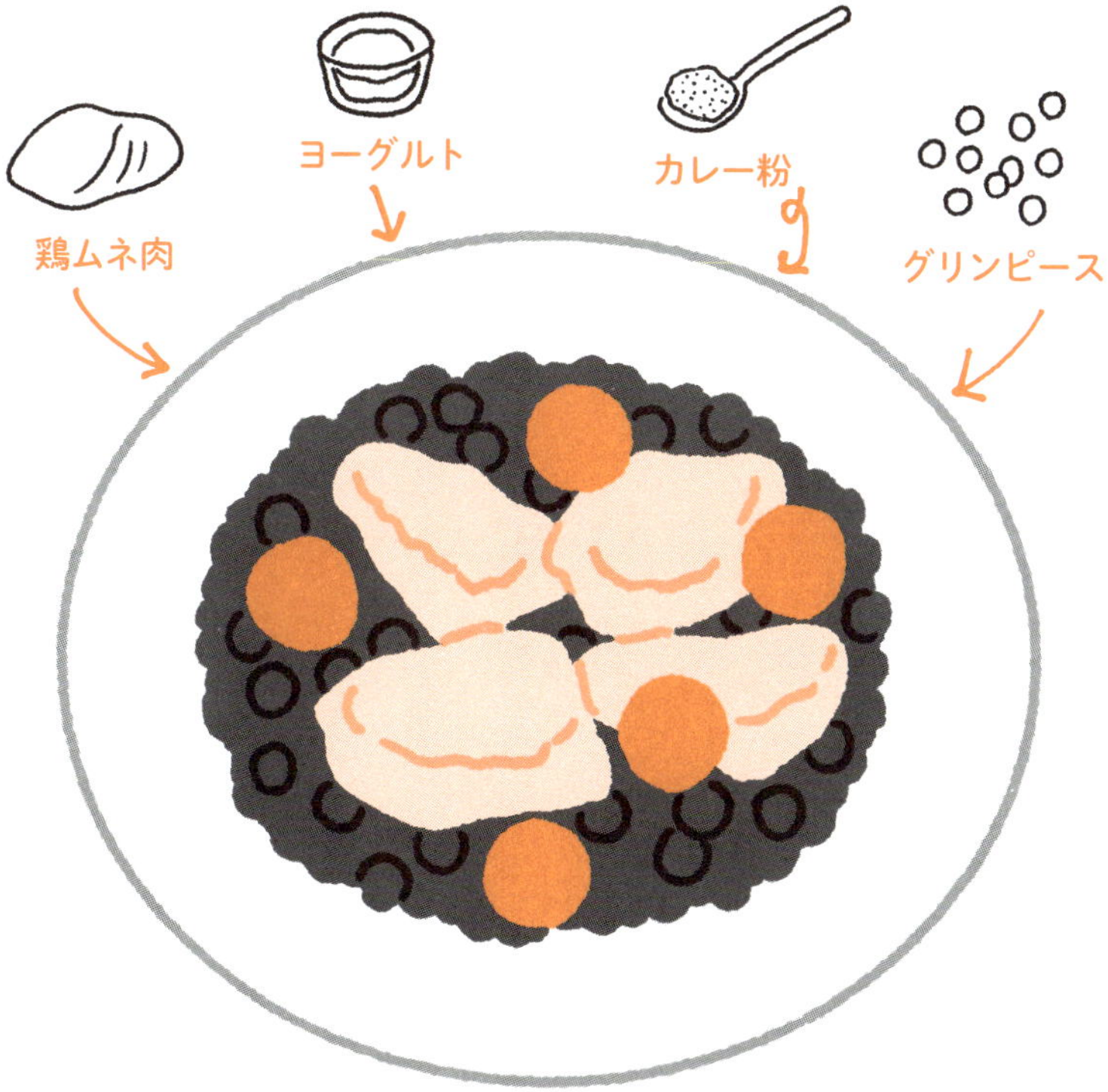

材料（2人分）

鶏ムネ肉… 1 枚（約300g）

A
- 低脂肪ヨーグルト …1カップ
- 塩…小さじ 1/2
- めんつゆ（3 倍濃縮）…小さじ 2
- カレー粉…大さじ 1
- おろしニンニク…小さじ 1

ミニトマト…10個
グリンピース（冷凍）…50g

つくり方

1 鶏肉は食べやすいサイズに切る。ボウルにA、鶏肉を入れて混ぜ、30分以上置く。

2 フライパンに1、ミニトマト、グリンピースを入れて混ぜ、ふたをして中火で10分蒸し焼きにする。ふたを開け、強火にして混ぜながら軽く水分を飛ばす。

悩み 4

寝つきが悪い、朝なかなか起きられない

神経をリラックスさせ、睡眠ホルモンの分泌を促す

寝つきが悪い場合は、**まず生活習慣に問題がないかを見直しましょう**。次の項目はすべて睡眠の質を低下させる原因。チェックが入った項目は改善が必要です。

□就寝直前までスマホをいじっている
□20時以降に夕食を食べる
□お風呂は湯船に浸からず、シャワーだけ
□朝食を食べていない。または朝食で十分なたんぱく質を摂っていない
□運動不足

食事で**おすすめしたいのが、牛乳に含まれているトリプトファンというアミノ酸**です（普通牛乳より低脂肪乳のほうが多く含まれています）。43ページでも解説したように、トリプトファンは「幸せホルモン」と呼ばれるセロトニンの材料になり、セロトニンは夜になると「睡眠ホルモン」と呼ばれるメラトニンの材料になり、睡眠を促します。

もうひとつ注目したい栄養素が、GABA《ギャバ》です。GABAといえば、チョコレートに含まれる成分として知られていますが、じゃがいもや玉ねぎ、トマトなどにも含まれています。ストレスを緩和し、リラックスさせる作用があるため、睡眠の質を高める働きも期待できます。

身長先生式レシピ

じゃがいも＆玉ねぎのGABAでリラックス

豚肉のポテトミルクシチュー

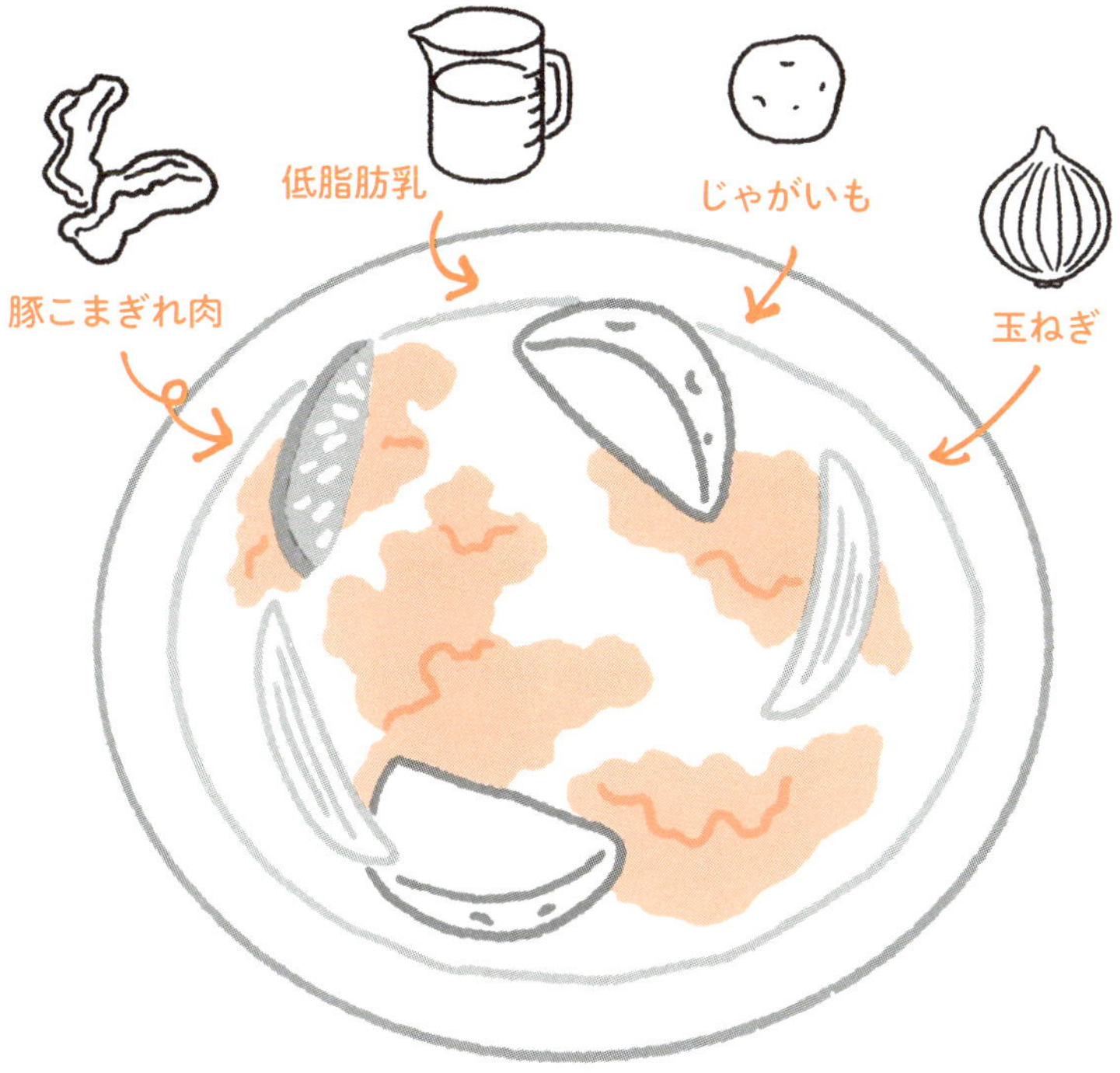

材料（2人分）

豚こまぎれ肉…200g
じゃがいも…中2個
水…1/2カップ
玉ねぎ…1/4個
酒…大さじ2
塩…小さじ1/2
低脂肪乳…2カップ
レモン（好みで）…適量

つくり方

1 じゃがいもは皮をむき、1個を厚さ5㎜のイチョウ切りにする。玉ねぎは薄めのくし切りにする。

2 鍋に水、豚肉、イチョウ切りにしたじゃがいも、玉ねぎ、酒、塩を入れ、ふたをして中火で10分蒸す。低脂肪乳を加え、もう1個のじゃがいもは酸化しないよう、鍋に直接すりおろしながら加え、3〜4分煮てとろみをつける。好みで、食べるときにレモンをしぼる。

悩み
5

好き嫌いが多い

プレゼントの箱を開けるように、メニューにワクワクをプラス

153ページで解説したように、子どもが好き嫌いを克服できた理由として「食べてみたらおいしかった」「調理法の工夫で食べられるようになった」「食べる機会の増加」「家族の影響」ということが挙げられていますが、ここに大きなヒントがあるのではないでしょうか。また、同調査で、好き嫌いを克服できた理由とともに苦手な食べ物の理由として挙げられたのは、味、食感、におい。これらを克服するための工夫をしましょう。

そこでおすすめしたいのが「お楽しみ春巻き」です。

春巻きの皮のパリッとした食感は、苦手な食感を感じにくくする効果が期待できます。中に入れる具は組み合わせも味も自由自在。子どもが好きなチーズやマヨネーズ、カレー粉やケチャップなどを使って苦手な味やにおいをマスキングすることもできます。

何より、**中身が見えないので何が入っているかはお楽しみです。先入観なく口に入れることができるので、チャレンジのチャンスが増え、食わず嫌いを減らせるか**もしれません。

そして、苦手なものを食べられたら、褒めてください。それが自信につながって、好循環が生まれるでしょう。

身長先生式レシピ

苦手なものは好きな味と組み合わせて

お楽しみ春巻き

基本のつくり方

- 春巻きの皮は角を手前にして置き、具をのせる。奥に向かって2〜3回巻き、両端を折りたたみ、さらに奥に向かって巻き、巻き終わりを下にしておく。
- フライパンの底から5㎜ほど油を入れ、春巻きの巻き終わりを下にして並べ入れ、弱めの中火で何度か裏返し、色づくまで揚げ焼きにする。

肉が苦手なら

牛肉のチーズ春巻き

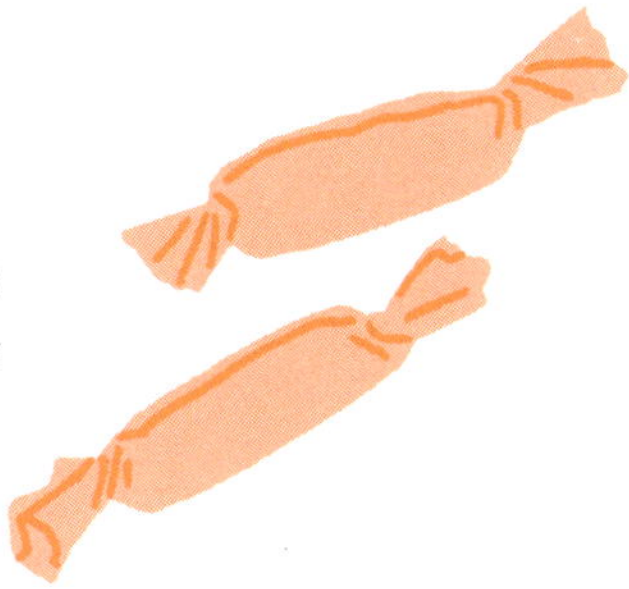

春巻きの皮に、牛モモ薄切り肉（春巻き1本につき約30g）、スライスチーズ1/2枚をのせ、塩少々をふって巻き、揚げ焼きにする。

※イラストのようにキャンディー包みにするのもおすすめ

魚が苦手なら

ししゃものカレー春巻き

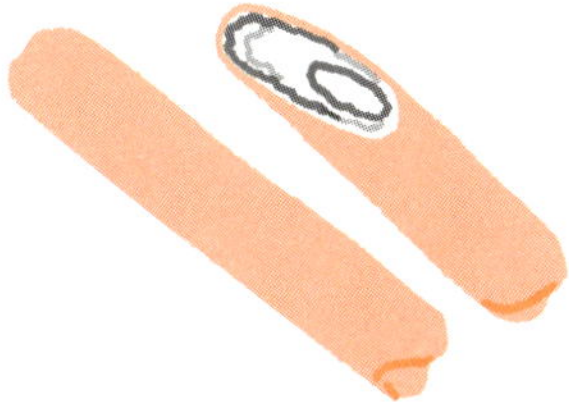

春巻きの皮にししゃも（春巻き1本につき1尾）をのせ、カレー粉少々をかけて巻き、揚げ焼きにする。

青菜が苦手なら

小松菜ツナマヨ春巻き

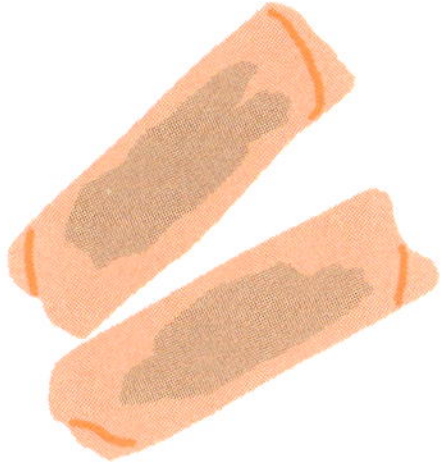

春巻きの皮に、長さを3〜4等分に切った小松菜（春巻き1本につき約2本分）、汁気をよくきったツナ（70g）とマヨネーズ（大さじ1）を混ぜ合わせ（1本につき1/4量）をのせて巻き、揚げ焼きにする。

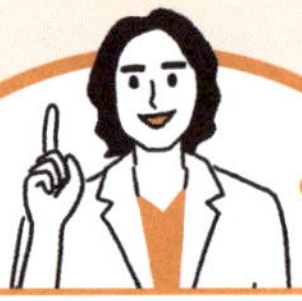

身長先生の

基礎講座 6

睡眠について

日本の子どもは世界一寝不足！ 身長を伸ばすためには即改善を

2021年に経済協力開発機構（OECD）が行った調査発表によると、日本人の平均睡眠時間は調整対象の33カ国の中で最も短く、1日あたり7時間22分でした。大人を対象にした調査ですが、親の睡眠時間は子どもの睡眠時間に影響を与えるので、子どもの睡眠時間も短いということが推測できます。

これは、**子どもの身長を伸ばすだけでなく、脳の発育においても大きな問題。睡眠不足による学力低下、体脂肪の増加などの悪影響も明らかになっています。**

身長を伸ばすという点において重要なのは、睡眠中に分泌される成長ホルモンです。

睡眠中には、成長ホルモンがたくさん分泌されるタイミングがあります。それが「睡眠のゴールデンタイム」です。「睡眠のゴールデンタイム」とは、入眠後約90分間の、最も眠りが深まり、成長ホルモンの分泌量が急激に増える時間帯です。つまり、入眠後90分間は「身長を伸ばすゴールデンタイム」ともいえるのです。

毎日必ず訪れるこのゴールデンタイムを最大限にいかすための方法を、ポイントを整理しながらお話ししましょう。

●**睡眠時間**

アメリカの国立睡眠財団が公表している年齢別の推奨睡眠時間をもとに、学校区分ごとの推奨睡眠時間をまとめると左記のようになります。

・小学生：9～11時間
・中学生：8～11時間
・高校生：7～10時間

よく「8時間睡眠がいい」といわれますが、**小中学生は8時間では十分とはいえない**ことがわかります。8時間で足りるのは、おおむね高校生になってからです。

この推奨睡眠時間を確保するためには、何時に就寝すればいいかを考えてみましょう。

小中学生で9時間の睡眠時間を確保するとします。学校の始業時間や朝の部活などによって異なると思いますが、朝7時に起床する場合、逆算すると22時には眠りについている必要があります。朝練などで6時に起床する場合は、21時に入眠となります。

高校生で8時間の睡眠時間を確保する場合は23時ですから、高校生でも日付が変わる前には就寝する必要があります。もちろん、ベッドに入った瞬間に眠れるわけではないので、もう少し前からベッドに入っておいたほうがいいでしょう。

また、長すぎる睡眠時間は体内時計を乱すのでよくありません。学校が休みの日は、寝すぎてしまう傾向があるので、睡眠のリズムを乱さないよう注意してください。

睡眠の種類と深さ

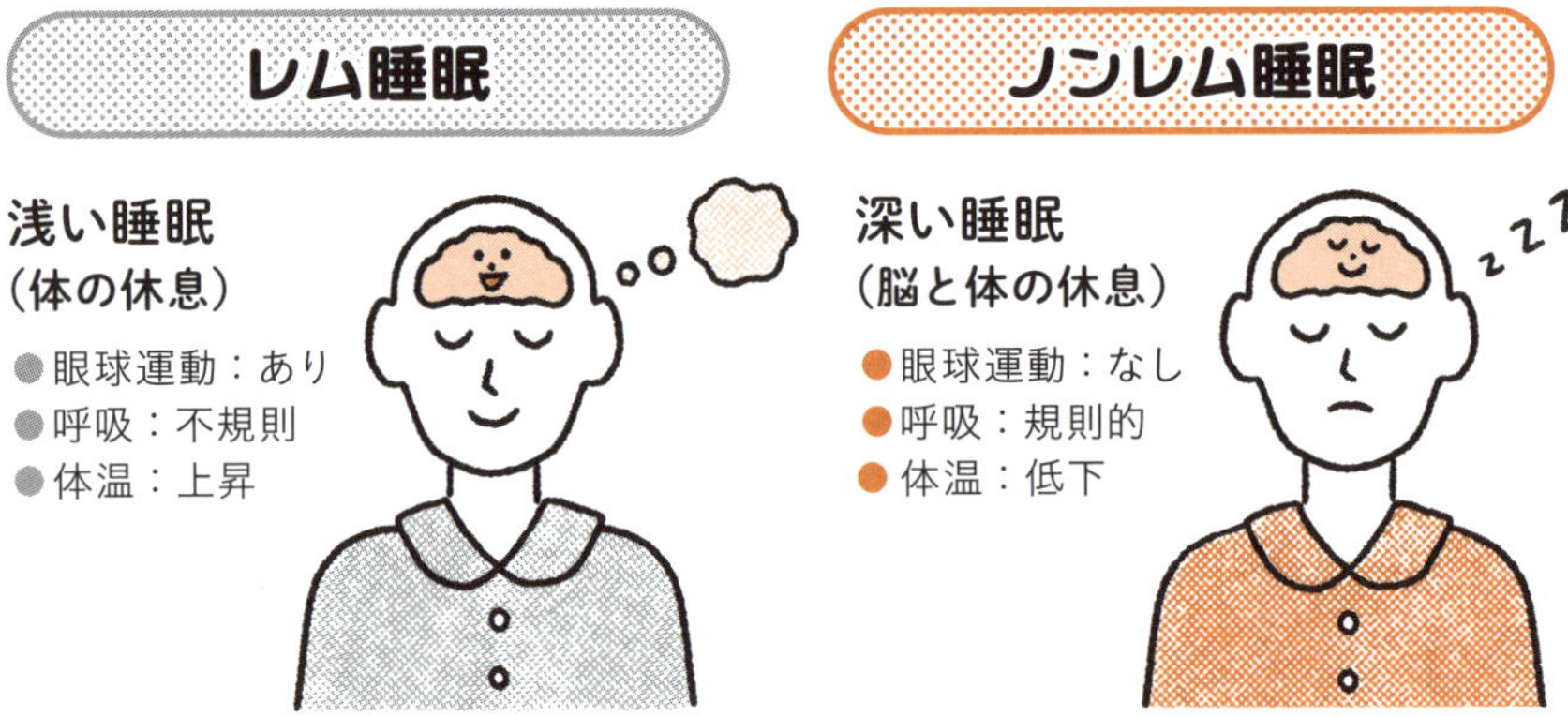
レム睡眠
浅い睡眠
（体の休息）
●眼球運動：あり
●呼吸：不規則
●体温：上昇
ノンレム睡眠
深い睡眠
（脳と体の休息）
●眼球運動：なし
●呼吸：規則的
●体温：低下
zzz

●睡眠の質

睡眠は時間だけでなく質も大事です。身長を伸ばすためには、深い睡眠が欠かせません。

睡眠にはリズムがあります。簡単に説明すると、次の2つが繰り返されます。上記図解と合わせて見てみましょう。

・レム睡眠（浅い睡眠）＝脳は起きている／体は休んでいる
・ノンレム睡眠（深い睡眠）＝脳も体も休んでいる

では、左ページの睡眠のリズム・深さと成長ホルモンの関係を表すグラフを見てください。20〜30代の男女8名の睡眠時の状態を示したもので、下のグラフが成長ホルモンの濃度、上のグラフが睡眠の深さを表しています。

入眠から90分間の睡眠が最も深く、そのタイミングで成長ホルモンの濃度が急激に、最大に上昇していることがわかります。つまり、入眠後90分の深い眠りがとても大切なのです。

子どもが眠りについたら、家族は眠りを妨げないようにしましょう。親の帰宅が遅くなっても、子どもが寝ている部屋の電気を突然つけたりして起こすことのないようにしてください。

睡眠の質を高めるためのルールをまとめておきます。親の誘

睡眠と成長ホルモンの関係

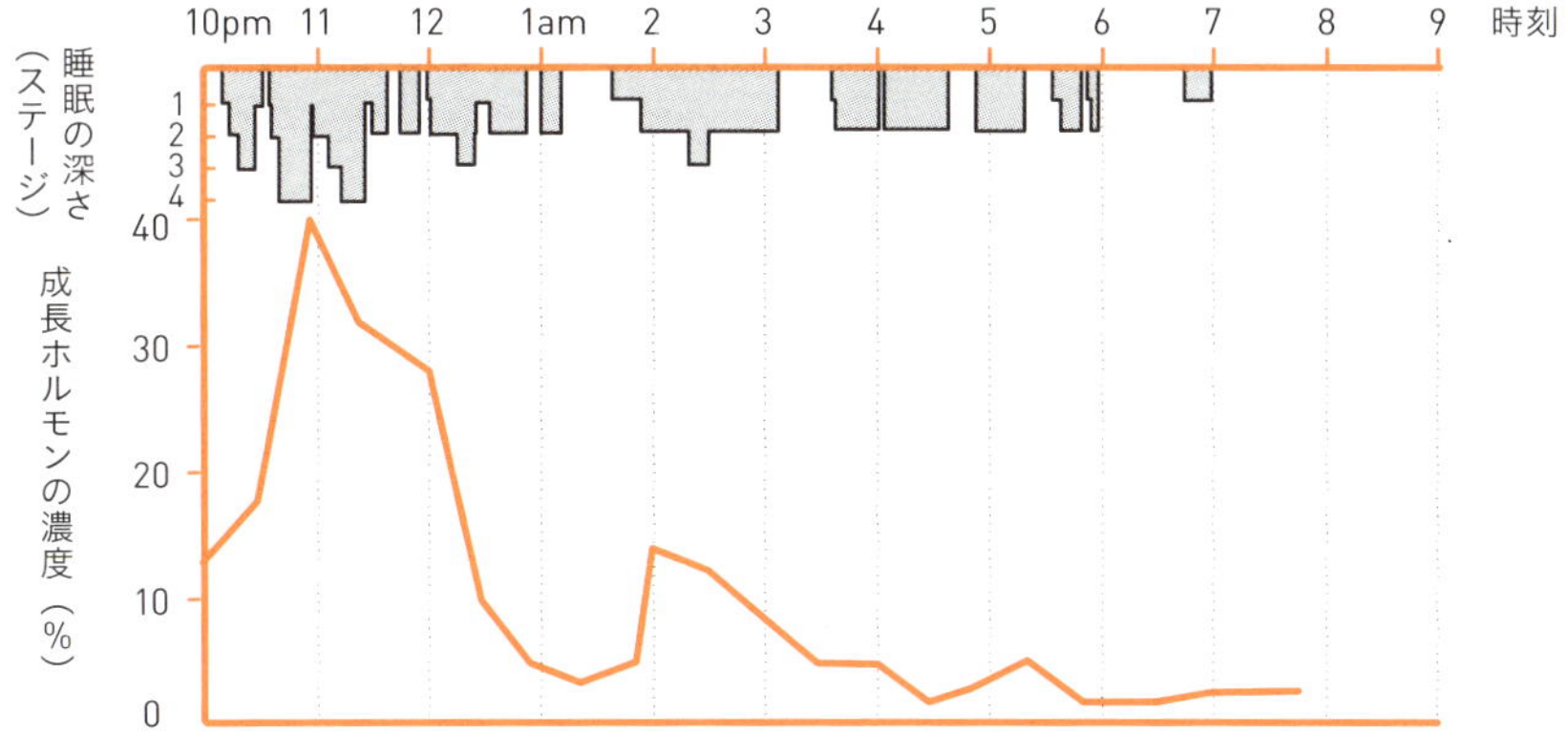

「Growth hormone secretion during sleep」より

導も必要ですが、ルーティーンとして習慣化すれば、睡眠の質も自然と向上するでしょう。

①カフェインを摂らない＝覚醒作用があるカフェインは、寝つきを悪くするので飲まない（126ページ参照）

②湯船に浸かる＝シャワーですませるのではなく、湯船に浸かって体を温めておくことで入浴後に体温が自然と下がり、それとともに眠気が訪れる

③日中に体を動かす＝適度な疲労感が寝つきをよくする

④歯磨きをする＝口の中の不快感が睡眠の質を妨げるので、歯磨きをしてすっきりとした状態で眠る

⑤パジャマに着替える＝制服や汚れた運動着のまま眠ると、寝苦しさから睡眠の質が低下するので、眠りやすいパジャマに着替える

⑥就寝の2時間前にスマホやタブレット、パソコンはオフにする＝スマホやタブレット、パソコンの画面から出ているブルーライトには覚醒作用があり、寝つきを悪くしたり、体内時計を狂わせたりするので、就寝の2時間前からは見ないようにする

参考文献

[Part.1]

● 平本嘉助「縄文時代から現代に至る関東地方人身長の時代的変化」
https://www.jstage.jst.go.jp/article/ase1911/80/3/80_3_221/_pdf

● Asakura K , Sasaki S. School lunches in Japan: their contribution to healthier nutrient intake among elementary and junior high school children. Public Health Nutrition 2017;20(9): 1523-33.

[Part.2]

● Catherine S Berkey et al.:Dairy Consumption and Female Height Growth: Prospective Cohort Study

● MSDマニュアル家庭版
https://www.msdmanuals.com/ja-jp/home/03-消化器系の病気/吸収不良/乳糖不耐症

● 日本栄養・食糧学会誌 Vol. 45 No. 6 507~512 1992
乳糖不耐症者による牛乳とヨーグルト飲用後の呼気中水素と腹部症状の相違

● 第50回日本小児消化管機能研究会（乳糖不耐症臨床研究報告）より「牛乳乳製品摂取でおこす腹部自覚症状の原因検索の試み」
「乳糖吸収不全における牛乳漸増負荷治療の有用性と腸内細菌叢の変化」

● Jamie I Baum et al.:The Effect of Egg supplementation on Growth Parameters in Children Participating in a School Feeding Program in Rural Uganda: A Pilot Study

● Jihye Kim et al.:High serum isoflavone concentrations are associated with the risk of precocious puberty in Korean girls

● Marzena Pabich et al.:Biological Effect of Soy Isoflavones in the Prevention of Civilization Diseases

● 高桑聖：今のこどもは早熟なのか
https://www.ecochil-osaka.jp/sickness/page-1297/

● Wenyan Li et al.:Association between Obesity and Puberty Timing: A Systematic Review and Meta-Analysis

● 厚生労働省：速食いと肥満の関係
https://www.e-healthnet.mhlw.go.jp/information/teeth/h-10-002.html

● Journal of Nutritional Science and Vitaminology誌 2012年58巻4号掲載の報告（子どもは食べる速度が早いと肥満のリスクが有意に高まる） 東京大学村上健太郎ら
Murakami K, et al. J Nutr Sci Vitaminol (Tokyo). 2012;58(4):247-52.
https://www.carenet.com/news/risk/carenet/32409

● 小・中学校時代の食べる速さが 20 歳時の体格に及ぼす影響
https://www.jstage.jst.go.jp/article/shokuiku/16/1/16_15/_pdf/-char/ja

● WHO：Haemoglobin concentrations for the diagnosis of anaemia and assessment of severity
https://www.who.int/publications/i/item/WHO-NMH-NHD-MNM-11.1

● Ashraf T. Soliman et al.:Linear Growth in Children with Iron Deficiency Anemia Before and After Treatment

● 駒井三千夫「日本人における亜鉛摂取量の現状と摂取基準」
「亜鉛栄養治療」6巻1号4-11（2015）

● Sanguansak Rerksuppaphol et al.:Zinc supplementation enhances linear growth in school-aged children:A randomized controlled trial

● Abdulaziz A Adish, PhD et al.:Effect of consumption of food cooked in iron pots on iron status and growth of young children: a randomised trial

● 厚生労働省：食品に含まれるカフェインの過剰摂取についてQ&A ～カフェインの過剰摂取に注意しましょう～
https://www.mhlw.go.jp/stf/seisakunitsuite/bunya/0000170477.html

● Daniele Wikoffら, 2017, Food Chem Toxicol. 109(Pt 1): 585-648

● WHO：Guideline:Sugars intake for adults and children
https://iris.who.int/bitstream/handle/10665/149782/9789241549028_eng.pdf;jsessionid=D481222D2AB5E6F1948A5AA7452EC800?sequence=1

● Azad MB et al. Nonnutritive sweeteners and cardiometabolic health: a systematic review and meta-analysis of randomized controlled trials and prospective cohort studies. CMAJ July 17, 2017 189 (28) E929-E939. PMID: 28716847

● https://www.manufacturing.net/operations/news/13181103/capri-sun-to-replace-highfructose-corn-syrup-with-sugar
https://www.fooddive.com/news/manufacturers-reformulate-with-sugar-as-consumers-sour-on-corn-syrup/449233/

● 日本家政学会誌 Vol. 62 No.7 465 ~ 471 (2011)
小学校高学年の児童における清涼飲料摂取状況と食習慣との関連
https://www.jstage.jst.go.jp/article/jhej/62/7/62_465/_pdf

● The Impact of Constipation on Growth in Children
https://www.nature.com/articles/pr2008197

● Carruth BR, et al. Prevalence of picky eaters among infants and toddlers and their caregivers' decisions about offering a new food. J Am Diet Assoc. 2004 Jan; 104（1 suppl 1）:57-64

● 子どもの嫌いな食物と克服への支援：大学生の幼児期の回想による調査研究
https://cir.nii.ac.jp/crid/1050282676662737280

【 身長先生の基礎講座 1 ~ 6 】

● Petrilli MA, et al. The Emerging Role for Zinc in Depression and Psychosis. Front Pharmacol. 2017 Jun 30; 8:414.

● Swardfager W, et al. Biol Psychiatry.

● OECD:Gender data portal. https://www.oecd.org/content/dam/oecd/en/data/datasets/ time-use-database/OECD-time-use-database-updates.xlsx

●Cross-cultural differences in infant and toddler sleep
Mindell JA, Sadeh A, Wiegand B, How TH, Goh DY. Cross-cultural differences in infant and toddler sleep. Sleep Med 2010;11:274-80

おわりに

「子どもの身長を伸ばす」という目標は、実はとてもシンプルです。

「やせたい」「体脂肪を減らしたい」という目標に向かって脂質や糖質の摂取量を減らしたり、脂肪の燃焼を高めようと運動をしたりするのと同じように、身長を伸ばすという目標に向かって具体的に取り組むことができます。これは、大人が健康のために食事に気を遣うのと同じことです。

それなのに、身長となると途端に「どうすればいいかわからない」「無理でしょ」とあきらめてしまいがちです。

その理由として私が感じているのは、「身長は遺伝で決まる」という固定概念にとらわれている人がとても多いということ。そして、身長が伸びる仕組みがわからず、食事によって身長が伸びるというイメージを持てない人が多いことです。

この本を執筆するにあたって一番最初に考えたのは、身長を伸ばすための正しい知識を広め、ポジティブに取り組んでいただける情報を発信したいということです。

身長が伸びるとはどういうことなのか？

どういう仕組みで身長が伸びるのか？
どんな栄養が必要なのか？
不足しがちな栄養は何か？
何を食べればいいのか？
身長の伸びを妨げる原因は何か？

正しい知識と具体的な実践方法を明確にしたのが、この本です。

ここで、私がクリニックで行っている身長治療について少しお話ししておきましょう。

まず、初診時にレントゲン撮影、採血、問診を行います。後日、採血のデータをふまえて、治療方針をお伝えし、ご希望に応じて身長を伸ばすための医学的な治療を行っていきます。具体的な治療方法は、次の４つです。

・栄養指導
・栄養補充療法
・成長ホルモン療法
・思春期コントロール療法

この4つのうち医師による治療が必要なのは、採血のデータをふまえて足りない栄養をサプリメントなどで補充する「栄養補充療法」、骨の成長を促す成長ホルモンを薬によって補充する「成長ホルモン療法」、思春期が早めにきてしまう早熟タイプの子どもを対象に薬を用いて行う「思春期コントロール療法」です。

最初にある「栄養指導」は、サプリメントや薬を用いた治療をする場合も、共通して行う大事な内容です。クリニックでそれぞれの子どもに合わせた栄養指導を行いますが、実践するのはご家庭での日々の食事となります。

つまり、クリニックで行っている「栄養指導」は、この本でお伝えしている内容そのものです。もっと解釈を広げれば、この本で解説している、成長ホルモンをしっかり分泌させるための食事や生活習慣も、肥満を予防することで早熟を避ける食事も、クリニックでの治療と方向性は同じです。

子どもの身長を伸ばすためには、ご家庭での食事、生活習慣が大切だということがおわかりいただけるでしょう。

この本で提案している「成長食」30のルールは、日々の食事、生活習慣の道標《みちしるべ》です。最後まで読んでいただいたみなさんはお気づきだと思いますが、難しいルールはありません。手の込んだ献立を考える必要もありません。必要なことを実践しやすい形で提案していますので、今すぐできることからスタートしましょう。

大事なのは1食1食の積み重ねです。短期間だけ完璧にがんばるのではなく、少しずつでもいいので継続してください。この本で紹介した身長先生式レシピやおすすめの食材を参考に、継続しやすいオリジナルの成長食を考案し、家庭の味にしていただければ何よりです。

ご家庭では、できるだけ子どもがストレスを溜めないよう、リラックスさせてあげることも大切です。無理やり食べさせたり、我慢を続けさせてストレスが溜まると、睡眠の質が低下しやすくなります。また、ストレスがかかると分泌されるコルチゾールというホルモンには、成長ホルモンを制御する働きがあるということも、知っておいてください。

「身長を伸ばす」ということは、子どもの未来を応援するポジティブな目標です。身長だけではなく、子どもの可能性に目を向けながら、家族みんなでポジティブに取り組むことで、よりよい結果に近づけるでしょう。

これからも、私は身長先生としてSNSやブログで子どもの身長を伸ばすための新たな情報を発信していきますので、合わせて参考にしていただけると幸いです。目標に向かってがんばるご家族、そして子どもたちを、心より応援しています！

2025年 初春　　身長先生　田邊 雄

著者プロフィール

田邊《たなべ》 雄《ゆう》

東京神田整形外科クリニック院長。身長を伸ばす専門医。愛称は「身長先生」。金沢医科大学医学部を卒業後、順天堂大学医学部附属順天堂医院整形外科へ入局。西新宿整形外科院長職を経て、2020年に東京神田整形外科クリニックを開業。活動が高く評価され、2023年にアメリカの経済紙『ウォール・ストリート・ジャーナル』の「Next Era Leaders（次世代のリーダー）」に医師として最年少で選出された。身長アップの方法を伝授するYouTubeチャンネル「身長先生田邊雄」は、登録者数3万4千人を超える（2025年2月現在）。著書に『1万5000人のデータに基づいた すごい身長の伸ばし方』（KADOKAWA）などがある。

●**東京神田整形外科クリニック**
公式サイト
https://tokyo-seikeigeka.jp

●**YouTubeチャンネル**
「身長先生田邊雄」
https://www.youtube.com/@shinchou.sensei

STAFF

構成・編集 ……………………… 藤岡 操
アートディレクター ……… 細山田光宣
装丁・本文デザイン ……… 山本夏美（細山田デザイン事務所）
イラスト ……………………… かざまりさ
校正 …………………………… 小池晶子
DTP …………………………… アド・クレール、横村 葵
図版作成 ……………………… クイケン ステラ（細山田デザイン事務所）
制作協力 ……………………… 宮澤詩乃（東京神田外科クリニック）
出版プロデュース ………… 吉田 浩（天才工場）
編集協力 ……………………… マーベリック（大川朋子、奥山典幸、大畑夏穂）

身長先生式
子どもの身長が伸びる食事のルール30
体・心・脳が育つ！「成長食」

2025年4月8日　第1刷発行
2025年7月14日　第3刷発行

著者　田邊 雄
発行人　川畑 勝
編集人　中村絵理子
編集担当　酒井靖宏
発行所　株式会社Gakken
〒141-8416　東京都品川区西五反田2-11-8
印刷所　中央精版印刷株式会社

●この本に関する各種お問い合わせ先
本の内容については、下記サイトのお問い合わせフォームよりお願いします。
https://www.corp-gakken.co.jp/contact/
在庫については　Tel 03-6431-1250（販売部）
不良品（落丁、乱丁）については　Tel 0570-000577
学研業務センター　〒354-0045 埼玉県入間郡三芳町上富279-1
上記以外のお問い合わせは　Tel 0570-056-710（学研グループ総合案内）